Bircher-Benner Diätbücher

Handbuch zur Verhütung und unterstützenden Therapie der Lungenkrankheiten

Diätanleitungen
zur Verhütung und Therapie
mit Rezeptteil,
eingehende Ratschläge
und ausgearbeiteter Kurplan
aus einem ärztlichen Zentrum
modernster Heilkunst

Dr. med. Andres Bircher
und Mitarbeitende des
Bircher-Benner Zentrums
Lilli Bircher, Pascal Bircher,
Anne-Cécile Bircher

EDITION BIRCHER-BENNER
CH-8784 BRAUNWALD

Bircher-Benner Diätbücher

1. Handbuch für Multiple-Sklerose-Kranke, Morbus Parkinson und andere neurodegenerative Leiden
2. Handbuch für Leber- und Gallenkranke
3. Handbuch für die Familie und das gesunde Kind
4. Handbuch für Frischsäfte, Rohkost und Früchtespeisen
5. Handbuch zur Steigerung der Abwehrkräfte und gegen Infektionskrankheiten
6. Handbuch für Bergsteiger und für den Sport
7. Handbuch für Diabetiker
8. Handbuch zur Verhütung und unterstützenden Therapie der Lungenkrankheiten
9. Essensfreude ohne Kochsalz
10. Handbuch für Rheuma- und Arthritiskranke
11. Handbuch für Männerleiden und die Prostata
12. Handbuch für Nieren- und Blasenkranke
13. Handbuch für Venenleiden
14. Handbuch für Magen- und Darmkranke
15. Handbuch für die Ernährung in Schwangerschaft und Stillzeit
16. Handbuch für Frauenleiden und die Wechseljahre
17. Handbuch zur Verhütung und begleitenden Therapie der Krebskrankheit
18. Handbuch für Kopfschmerzen und Migräne
19. Handbuch für Bluthochdruck, Herz- und Arteriosklerosekranke
20. Handbuch zur Überwindung von Angst und Depression
21. Handbuch für Hautkranke und Hautempfindliche
22. Handbuch für Stresskranke
23. Handbuch für Allergiekranke und die Heilung von Autoimmunkrankheiten
24. Handbuch zur Verhütung von Demenz und Alzheimerkrankheit
25. Handbuch zur inneren Behandlung der Augenkrankheiten
26. Handbuch zur Heilung von Gewichtsproblemen, Adipositas und Anorexie

Die Ergebnisse weltweiter Forschung sind in diesen Handbüchern ebenso berücksichtigt, wie die über 100-jährige Entwicklung ärztlicher Kunst und Erfahrung in der bekannten Bircher-Benner-Klinik. Der Leser spürt auf Schritt und Tritt die hilfreiche Art des kundigen Arztes.

1.Auflage 2023

info@bircher-benner.com www.bircher-benner.com

Buchbestellungen: edition@bircher-benner.com

Printed in Germany

Satz: Eberl & Koesel Studio, Kempten
Druck und Bindung: Pustet, Regensburg

Inhalt

Vorwort

Die Krankheiten der Atemwege und der Lunge sind in der ganzen sogenannten „zivilisierten Welt“, mit ihrer typischen Ernährungs- und Lebensweise, in ständiger Zunahme begriffen. Immer mehr Menschen leiden an allergischen Symptomen der Atemwege, an Infektanfälligkeit, Heuschnupfen, Nebenhöhlenentzündungen, Bronchitis, Asthma bronchiale, chronisch obstruktiver Lungenkrankheit und Lungenkrebs. In manchen Gegenden haben die giftigen Gase aus der Industrie und dem Strassenverkehr ein unerträgliches Ausmass angenommen und bewirken viel Leid in der Bevölkerung. Toxischer Feinstaub und mit giftigen Russpartikeln beladene Blütenpollen gelangen täglich in die Lungen und schädigen die Strukturen der feinsten Bronchien und Lungenbläschen. Nachdem man fast 100 Jahre lang jungen Menschen das Rauchen als elegantes gesellschaftliches Attribut und Symbol des Erwachsenseins vorgegaukelt hatte und unzählige Menschen mehr als 100 Jahre lang im Qualm der Raucher leben und arbeiten mussten, wurde nun endlich einiges dagegen unternommen, zu spät, denn die Folgen sind nun da. Die chronisch obstruktive Lungenkrankheit ist zur dritthäufigsten Todesursache geworden. In den USA leiden 24 Millionen Menschen daran und jedes Jahr sterben 140 000 Menschen in qualvoller Atemnot.

Im Jahr 2019 erkrankten 23 546 Frauen und 32 701 Männer an Lungenkrebs und 16 999 Frauen und 27 882 Männer starben daran. Anfangs war das Rauchen Männersache, doch begannen immer mehr Frauen dies nachzumachen. Die Folge ist nun da, indem heute mehr Frauen als Männer qualvoll an chronisch obstruktiver Lungenkrankheit und Atemnot leiden und an Lungenkrebs qualvoll zugrundegehen. Viele Kinder, deren Eltern noch rauchen, leiden an Asthma bronchiale, besonders wenn sie mit industrieller Säuglingsnahrung aufgezogen wurden und ungesund ernährt werden. In den Industrieländern hat sich unter dem Einfluss der gewinnbeflissenen Lebensmittelindustrie eine allgemeine Fehlernährung breitgemacht, mit viel Fleisch, Milchprodukten, Kochsalz, tierischem Fett, Zucker, Weissmehlspeisen, industriell verkünstelten Nahrungsmitteln, Kaffee und Alkohol, und eine Lebensweise, die den naturgegebenen Bedingungen unserer Biologie widerspricht. Seitdem ist nicht nur die Prävalenz der chronischen Krankheiten der Atemwege jedes Jahr angestiegen, sondern auch die Adipositas, der Diabetes mellitus, die Herz-Kreislauf-Krankheiten, die rheumatoide Arthritis, die chronischen Magen-Darm-Krankheiten, die chronischen Hautkrankheiten, die Allergien, die Autoimmunkrankheiten, die chronischen Nierenleiden, die degenerativen Nervenleiden und die Demenz, bis hin zur Krebskrankheit, dem grössten Chaos, das in uns Menschen entstehen kann. Wenn man nach den Ursachen der chronischen Atemwegs- und Lungenleiden sucht, kann man nicht übersehen, dass auch sie die Folge dieser falschen Ernährungs- und Lebensweise sind und dass man sie weitgehend verhüten und oft noch Heilen kann, wenn man frühzeitig damit beginnt, indem man die Ursachen konsequent angeht. Dieses Buch ist für Menschen geschrieben, welche diese Zusammenhänge kennenlernen und verstehen möchten und nach einer natürlichen Therapie und Lebensweise suchen, welche all dieses Leid durch Krankheiten der Atemwege verhütet und heilt, solange dies noch möglich ist, für Menschen, die bereit sind, ihre Gesundheit selbst in die Hand zu nehmen, und die bereit sind für eine Lebensweise, die unserer biologischen Natur entspricht. Ein Buch, das sich für jeden lohnt.

Dr. med. Andres Bircher

Die Lunge

In lateinischer Sprache heisst sie „Pulmo". Sie ist ein Meisterwerk der Natur. Sie besteht aus zwei Lungenflügeln, von denen sich der linke in zwei und der rechte in drei Lungenlappen unterteilt. An die Luftröhre angeschlossen, teilt sich das Bronchialsystem nach beiden Seiten auf in zwei Hauptbronchien und von da an wie ein Baum immer mehr, bis in feinste Verästlungen. Diese nennt man Bronchioli. Je mehr sich die Bronchien verzweigen, desto feiner wird der Aufbau ihrer Wand. In den grösseren Bronchien gibt es Knorpelspangen, welche die Wand verstärken. Die freien Enden dieser Knorpelspangen werden durch Stränge glatter Muskulatur zusammengehalten. Im Verlauf der Verzweigungen verringert sich der Knorpelanteil, während die Muskulatur überwiegt und in der Wand der feinsten Bronchioli gibt es keinen Knorpel mehr.

Die Bronchioli bringen die Atemluft in etwa 300 Millionen feine, geschlossene Lungenbläschen hinein. Diese nennt man Alveolen. Sie dienen dem Gasaustausch zwischen der Atemluft und den Blutkapillaren. Ihre gesamte Oberfläche wurde auf 70 m^2 berechnet, ist also 40-mal grösser als unsere Körperoberfläche. Die Alveolen haben die Form eines Dodekaeders. Ihre feine Wand besteht aus einer feinen Membran aus Zwischenzellgewebe, das mit einem feinen Netzwerk von Lungenkapillaren überzogen ist. Das Blut, das durch diese fliesst, kommt aus den Lungenarterien vom rechten Herzen her und ist sauerstoffarm, denn es stammt aus den Venen des grossen Kreislaufs. Es wird in die Lunge gebracht, um sich mit Sauerstoff aufzusättigen und Kohlensäure aus dem Blut abzugeben, sodass diese als Kohlendioxid ausgeatmet werden kann. Die Wand der Alveolen bilden eine empfindliche Schranke zwischen der Atemluft und dem Blut.

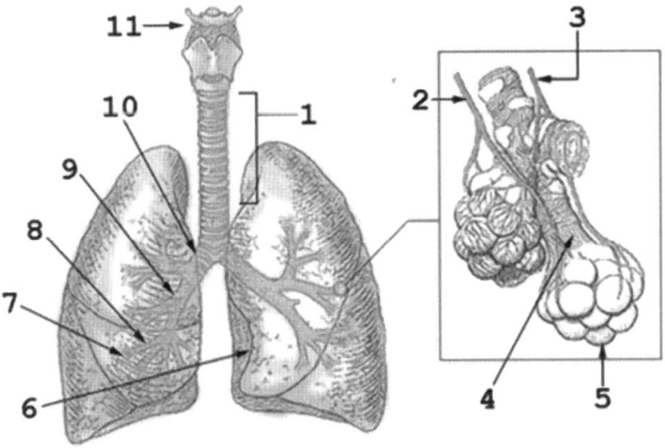

Schematische Darstellung Wikipedia

1: Luftröhre
2: Lungenvene
3: Lungenarterie
4: Alveolargang
5: Lungenbläschen
6: Herzeinschnitt
7: kleine Bronchien
8: Tertiärbronchus
9: Sekundärbronchus
10: Hauptbronchus
11: Zungenbein

Die Lungen sind in eine feine, doppelte, glatte, sogenannt seröse Haut eingebettet, von der eine Schicht die Lunge überzieht und die zweite Schicht die Innenfläche der Brustwand. Man nennt sie Pleura oder auf Deutsch „Brustfell". Beide Schichten geben eine gleitende Flüssigkeit in ihren Zwischenraum ab, sodass die Lunge sich beim Atmen im Brustraum reibungslos verschieben kann. Den Zwischenraum nennt man Pleurahöhle und da dieser luftleer ist, kann die Lunge sich zwar im Brustraum bewegen, aber sich nicht von der Brustwand ablösen. Nach unten liegen beide Lungenflügel dem Zwerchfell auf, das sich zum Einatmen nach unten senkt, sodass sich die Lunge ausdehnt und sich mit Atemluft füllt, die in sie hineinströmt. Die Ausatmung geschieht passiv, indem das Zwerchfell sich entspannt. Bei angestrengtem Atmen hebt die „Atemhilfsmuskulatur" den Brustkorb an, sodass er sich ausdehnt und beim Ausatmen senkt er sich wieder ganz von selbst.

Die Pleura besteht histologisch aus einem einschichtigem Plattenepithel und, einer feinen Bindegewebsschicht, der Lamina propria. Nach unten und zur Mitte des Brustraums hin, hat die Pleura eine Art Reserveausbuchtungen, damit sich die Lunge beim Atmen ausdehnen kann. Auch bei tiefem Einatmen füllt die Lunge diese Reserveräume nie ganz aus. Die Pleura ist mit sensiblen Nerven versorgt, die teils zum Nervus phrenicus und teils zu den Interkostalnerven gehören, die zwischen den Rippen verlaufen. Auch ist der 10. Hirnnerv, der Nervus vagus, an der Nervenversorgung des Brustfells beteiligt. Die Schicht des Brustfells, welche der Lunge aufliegt, hat freie Nervenendigungen, doch vermutet man, dass diese keine Schmerzempfindung möglich machen.

Beide Schichten der Pleura produzieren eine gleitende Flüssigkeit und diejenige, welche dem Innenraum des Brustkorbes aufliegt, resorbiert diese immer im richtigen Mass, sodass immer nur wenig Pleuraflüssigkeit im Zwischenraum vorhanden ist. Bei einer Verletzung der Pleura von aussen, durch die Brustwand hindurch, gelangt Luft in den Pleuraraum hinein, sodass das Vakuum aufgehoben ist und die Lunge zusammenschrumpft. Dadurch entsteht Atemnot. Man nennt diesen Zustand „Pneumothorax".

Die Bronchien leiten die Atemluft von den oberen Atemwegen (Nase, Mund, Rachenraum, Kehlkopf) und der Luftröhre (Trachea) bis hin zu den rund 300 Millionen Lungenbläschen (Alveolen) am Ende der Bronchiolen. Diese sind von einem Netz feinster Blutgefässe, von Kapillaren, umgeben und sind der Ort für den Gasaustausch: Durch die hauchdünnen Wände der Alveolen wird Sauerstoff aus der Atemluft ans Blut abgegeben und Kohlendioxid aus dem Blut in die Atemluft abgegeben, die ausgeatmet wird.

Das Innere der Luftröhre und der Bronchien ist von einer Schleimhaut ausgekleidet, einem „respiratorischen Epithel". Es enthält Zellen, die Schleim produzieren und es feucht halten.

Mit dem Einatmen gelangen Blütenpollen, Staub und andere feinste Partikel in die Bronchien und bleiben am Schleim kleben. Darum sind Flimmerepithelzellen vorhanden, deren Flimmerhärchen ständig diese Partikel nach aussen transportieren, bis sie abgehustet werden können.

Körperliche Anstrengung, Wandern und Sport aktivieren das sympathische Nervensystem. Dieses entspannt die Muskulatur in den Bronchien, so sie sich weiten, man mehr Luft atmen kann und mehr Sauerstoff in das Blut gelangt. Im Schlaf und wenn man sich ausruht, ist das parasympathische Nervensystem des Vagus aktiv und entspannt die Bronchien, sodass sie in die engere Ruhestellung zurückkommen.

Die Steuerung der Atmung

Die Atmung wird durch das zentrale Nervensystem gesteuert im Wechselspiel zwischen verschiedenen miteinander verschalteten Gruppen von Nervenzellen. Einige Gruppen regen die Atmung an und andere hemmen sie periodisch, sodass das periodische Ein- und Ausatmen entsteht. Von diesen Gruppen von Nervenzellen gehen auch Nervenfaserzüge in das Rückenmark hinunter und innervieren Muskelgruppen für das Einatmen bzw. für das Ausatmen. Die meisten dieser Nervenzellen liegen eingebettet in die Formatio reticularis des Hirnstamms. Dort gibt es eine dorsale Gruppe von Nervenzellen im Bereich des Nucleus tractus solitarii, die das Einatmen steuern, und eine ventrale Gruppe von Nervenzellen in der Nähe des Nucleus ambiguus, welche sich an der Steuerung der Atmung beteiligen. Zudem gibt es weitere respiratorische Nervenzellen im verlängerten Rückenmark und in den beiden obersten Rückenmarkssegmenten. Auch gibt es Gruppen von Nervenzellen, welche nach dem Einatmen eine Atempause einschalten. Das wechselseitige Zusammenspiel all dieser Nervengruppen bewirkt die rhythmische Atmung. Während des Einatmens sind die inspiratorischen Nervenzellen aktiv und die Exspiratorischen gehemmt und umgekehrt. All diese Gruppen von Nervenzellen bezeichnet man als Atemzentrum. Es hat die Aufgabe, für eine regelmässige, geordnete Atmung zu sorgen und laufend die Frequenz und Tiefe der Atmung an den Bedarf des Organismus anzupassen.

Hinzu kommt die Wirkung von Dehnungsrezeptoren der Lunge, die sich zusätzlich an der Steuerung der Atmung beteiligen. Deren Wirkungsweise ist noch nicht restlos geklärt. Während dem ruhigen Atmen entsteht immer ein kurze Atempause, währen der die Atemmuskulatur völlig entspannt ist. Danach erfolgt die Ausatmung passiv, indem der Brustkorb und das Zwerchfell sich wieder senken. Bei vertiefter Atmung aktivieren jedoch expiratorische Nervenzellgruppen die Muskelgruppen für eine aktive Ausatmung.

Die nervliche und hormonelle Anpassung der Atmung

Eine Überdehnung der Lunge wird durch den sogenannte „*Hering-Breuer-Reflex*" verhindert. Wird die Lunge zu leer, so bewirkt der sogenannte „*Head-Reflex*" ein sofortiges Einatmen. Die Atmung kann durch verschiedene Zentren, die sich in der Grosshirnrinde befinden, durch das limbische System und den Hypothalamuskern angeregt werden. Dies geschieht bei körperlicher Aktivität oder bei Angst und anderen Emotionen. Zudem gibt es in der Muskulatur Rezeptoren, welche das Atemzentrum anregen und durch Schmerzrezeptoren, die im ganzen Körper vorhanden sind. Auch die Stresshormone Adrenalin und Cortisol der Nebenniere und das Schilddrüsenhormon Thyroxin regen das Atemzentrum an, während die Druckrezeptoren der Haut es beruhigen. Darum beruhigt eine Massage die Atmung.

Eine ganz wichtige Steuerung der Atmung geschieht durch Chemorezeptoren, welche den Gehalt an Sauerstoff, Kohlensäure- und Säuregehalt des Blutes (pH) laufend messen. Dies sind chemosensible Nervenzellen, welche laufend den Säuregehalt der Hirnflüssigkeit messen und die Atmung steigern, sobald zu viel CO_2 im Blut und in der Hirnflüssigkeit vorhanden ist[1]. Der stärkste Antrieb für die Atmung entsteht, wenn der Gehalt an Kohlensäure ansteigt, während ein verminderter Sauerstoffgehalt und ein tieferer pH die Atmung weniger stark anregen. Wir sehen, wie komplex die Atmung gesteuert wird.

Angst vertieft die Atmung. Dabei kann es vorkommen, dass wir zu tief atmen. Dann entsteht Atemnot, da wir zu viel Kohlensäure abatmen. Diese „*Hyperventilation*" ist nicht lebensgefährlich, aber sehr unangenehm. Man kann sie nur durchbrechen, indem man ganz bewusst sehr langsam ausatmet und wo möglich die Atmung etwas pausiert, bis der CO_2-Gehalt in der Lunge wieder ansteigt.

Das Mikrobiom der Atemwege und der Lunge

Über das Mikrobiom des Darms ist mittlerweile schon sehr viel bekannt. Das Mikrobiom der Bronchien und der Lunge hingegen ist noch wenig erforscht. Durch Mikrobiomanalysen konnte man mithilfe der Massenspektrometrie auch Erreger erkennen, die in nur sehr geringer Zahl in der Lunge vorhanden sind, auch solche, die in normalen Bakterienkulturen sehr schlecht oder gar nicht wachsen würden. Dadurch hat man herausgefunden, dass es auch in der Lunge eine bunte „Landschaft" bakterieller, viraler und anderer Erreger gibt, die sie besiedeln und die mit dem Menschen in Symbiose leben. Bei gewissen Lungenkrankheiten ist dieses Mikrobiom in typischer Weise krankhaft verändert.

Das Mikrobiom der Lunge unterscheidet sich deutlich von demjenigen des Darms. Typische Symbionten des Darms, wie Enterobakterien oder Kolibakterien, findet man nur extrem selten in der Lunge. Dagegen findet man Erreger, die auch in den oberen Atemwegen gesunder Menschen vorhanden sind, in der Nase und besonders in der Mundhöhle und im Rachen.

Am besten hat man dies bei Patienten mit zystischer Fibrose untersucht, da sie sehr engmaschig kontrolliert werden. Bei dieser Krankheit sind Pseudomonas Bakterien vermehrt vorhanden, die man bei gesunden Menschen kaum findet. Die zystische Fibrose ist eine Erbkrankheit. Bei zystischer Fibrose ist die Vielfalt der Bakterien gesunder Menschen vermindert und findet man mehr krankmachende Keime. Das Gleichgewicht des Mikrobioms der Lunge ist verändert, wie man dies auch vom Mikrobiom des Darms kennt. Die zystische Fibrose ist eine relativ häufige angeborene Stoffwechselkrankheit. Wegen eines Enzymdefektes kann sich sowohl in der Lunge, als auch im Darm nur zähflüssiger Schleim bilden. Die Patienten werden oft antibiotisch behandelt, was das Mikrobiom der Lunge schädigt, da die Antibiotika auch die gesunden Keime zerstören.

Zwischen dem Mikrobiom des Mund-Rachen-Raums und der Lunge gibt es einige Übereinstimmungen. Beim Mikrobiom der Nase und der Lunge ist dies weniger der Fall. Darum lässt ein Abstrich aus dem Mund-Rachen-Raum oder der Nase keine Rückschlüsse auf die Keimbesiedlung der Lunge zu und es ist nicht möglich daraus zu schliessen, welcher Keim für eine Entzündung in den Bronchien oder der Lunge verantwortlich ist.

Man geht davon aus, dass sich Bakterien über die Schleimhaut- und Zellgrenzen hinweg austauschen. Über einen sogenannten „Cross Talk" sollen sich die verschiedenen „Lebensräume" der Mikroben gegenseitig beeinflussen. Man hat nachgewiesen, dass die erste Besiedlung des Darms des neugeborenen Kindes einen grossen Einfluss auf die Keimbesiedlung der Atemwege hat. Es gibt Hinweise, dass Arzneimittel mit Bakterien, sogenannte Probiotika, gegen Allergien wirken können. Bei Erwachsenen mit chronischen Darmkrankheiten wurde gezeigt, dass das kranke Mikrobiom des Darms dasjenige der Lunge schädigen kann[2,3,4].

Krankheiten der Atemwege

Die Nase, die Nebenhöhlen, der Rachen, der Kehlkopf, die Luftröhre, die Bronchien und die Lunge bilden eine funktionelle Einheit, die immer als Ganzes reagiert. Infektionen und Allergien der oberen Atemwege haben die Tendenz, in die Bronchien und die Lungen einzudringen. Dabei spricht man von einem „Etagenwechsel".

Infektionen der Atemwege

Man unterscheidet obere Atemwegsinfekte der Nase und Nebenhöhlen von unteren Atemwegsinfekten, wenn die Bronchien oder die Lungen entzündet sind.

Die Rhinitis (Schnupfen)

Als Rhinitis oder Koryza bezeichnet man eine akute oder chronische Entzündung der Nasenschleimhaut durch infektiöse, allergische und pseudoallergische Ursachen.

Die akute Rhinitis

Bei der akuten Rhinitis – dem gewöhnlichen Schnupfen – handelt es sich in der Regel um eine harmlose Infektion. Viele verschiedene Viren können sie verursachen, vor allem aber Rhinoviren und Adenoviren. Die Nase läuft (Rhinorrhoe) und ist verstopft, da die Schleimhäute anschwellen. Man kennt mehr als 200 Viren, die einen Schnupfen verursachen können. Dazu gehört auch das Poliovirus und die drei Subtypen des Influenzavirus. Die Inkubationszeit zwischen der Ansteckung und den Symptomen beträgt wenige Stunden bis 7 Tage. Man muss sich davor hüten, abschwellende Nasensprays anzuwenden, denn sie bewirken eine Verdickung der Schleimhaut, sodass die Nasenräume sich verengen. Geeignet sind dagegen Inhalationen mit ätherischen Ölen, bei akuter Entzündung mit Kamille und, wenn der Schnupfen länger dauert, mit ätherischem Thymianöl.

Die Schwellung der Nasenschleimhaut und der Schmerz entsteht durch Zytokine, welche die Immunreaktion gegen das Virus vermitteln. Um sich zu reinigen, bildet die Nasenschleimhaut Mucopolysaccharide. Ein akuter Schnupfen dauert in der Regel nicht länger als eine Woche.

Die atrophische Rhinitis

Bei dieser Art einer chronischen Nasenentzündung verkümmert die Schleimhaut. Man nennt diese Rhinitis atrophicans auch „Ozaena". Es bilden sich schwarze bis gelb-grüne Borken und ein unangenehmer, süsslich-fauliger Geruch durch Fäulnis erregende Bakterien. Man leidet an Kopf- und Nasenschmerzen, Nasenbluten und einer Vereiterung der Nasenhöhle. Menschen mit Ozaena leiden oft, da sie wegen des üblen Geruchs ausgegrenzt werden. Da die Geruchsnerven verkümmern, nimmt man selbst den üblen Geruch nicht mehr wahr. Man unterscheidet eine „primäre Ozaena", an der vor allem Frauen leiden und die als erblich vererbt gilt von einer „sekundären Ozaena" mit vielerlei Ursachen: Tumoren, Fehlbildungen der Nasenscheidewand, Missbrauch abschwellender Nasentropfen mit Xylometazolin und operative Eingriffen in der Nasenhöhle. Man empfiehlt ölige Nasentropfen oder Nasensalben, um die Schleimhaut feucht zu halten. Mechanisch oder durch eine Nasenspülung kann man die Borken entfernen, doch bilden sie sich wieder. Vitamin A und Vitamin E in hoher Dosierung kann helfen, die Nasenschleimhaut zu regenerieren. Es kommt vor, dass vorgeschlagen wird, die Nasenhöhle durch das Einpflanzen von Knorpelstückchen operativ zu verengen, damit die Nase weniger austrocknet.

Die Rhinitis hypertrophica

Bei dieser Nasenentzündung schwellen die unteren und mittleren Muscheln an. Manchmal bilden sich auf diesen Polypen. Die geschwollenen Muscheln liegen so dicht der Nasenscheidewand an, dass nur noch ein schmaler Spalt bleibt, der Luft hindurchlässt. Dadurch leidet auch der Geruchssinn und die Sprache und die Singstimme klingt „verstopft". Als Folge der Mundatmung wird die Mundhöhle und der Rachen gereizt und es entzünden sich oft der Kehlkopf und die Bronchien. Die Rhinitis hypertrophica ist hartnäckig und sehr lästig. Oft ist sie entstanden, weil man abschwellende Nasentropfen über längere Zeit angewendet hat.

Die Rhinitis allergica (der Heuschnupfen)

Sie beginnt meistens im frühen Kindesalter und bleibt ohne Therapie der Ursache jahrzehntelang bestehen. Die Häufigkeit bei Kindern und Jugendlichen wird mit 15–30 % angegeben[5]. Bei Erwachsenen spielen Kreuzallergien eine grosse Rolle[6].

Bei einer allergischen Rhinitis entzünden sich meistens auch die Nebenhöhlen. Sie hat die Tendenz sich durch einen „Etagenwechsel" zu einem Asthma bronchiale zu entwickeln. In der Regel entzündet sich auch die Bindehaut der Augen. Dann nennt man dies eine allergische Rhinokonjunktivitis. Sie kann saisonal bedingt sein, als Pollinose oder ganzjährig, zum Beispiel durch eine Hausstauballergie.

Die typischen Zeiten des Pollenflugs

Jedes Jahr nimmt die Prävalenz aller allergischen Krankheiten zu. Dafür gibt es viele Ursachen. In deren Zentrum ist aber eine Schwäche des regulatorischen Immunsystems, durch eine intestinale Fehlbesiedlung, verursacht durch die allgemein verbreitete Fehlernährung. Die allergische Rhinitis und deren Heilung haben wir in unserem Bircher-Benner Handbuch Nr. 23: „Für Allergiekranke und Autoimmunkrankheiten", eingehend beschrieben.

Die Arzneimittel-Rhinitis

Diese hartnäckige Verstopfung der Nase entsteht durch eine langzeitige Anwendung abschwellender Nasensprays oder Nasentropfen. Seit Jahrzehnten sind Nasentropfen mit Naphazolin (Privin®) im Handel. Sie bewirken eine Wucherung der Nasenschleimhaut und der Nasenmuscheln, welche die Nasenatmung behindert. Sie kann aber auch als Nebenwirkung von Betablockern, ACE-Hemmern oder oralen Kontrazeptiva entstehen[7].

Die Rhinitis sicca

Bei dieser Art Rhinitis ist die Schleimhaut trocken und verkrustet. Sie kann durch eine länger dauernde Inhalation von Kokain entstehen oder im Rahmen eines Sjögren-Syndrom bei rheumatoider Arthritis. Man gibt den Patienten Liposomsprays oder befeuchtende Nasensalben.

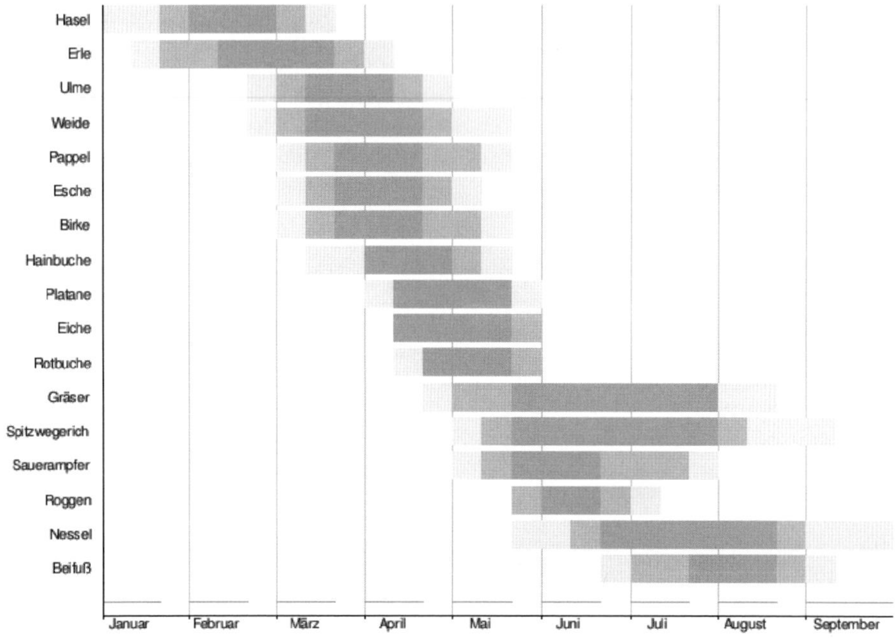

Die typischen Zeiten des Pollenflugs

Die Rhinitis vasomotorica

Bei dieser Art der Schleimhautentzündung ist die Regulation der Blutgefässe der Nasenschleimhaut gestört. Oft leiden die Patienten zudem an Atempausen im Schlaf, an Schlafapnoen. Als Ursache gelten überheizte Räume bei kalten Aussentemperaturen, warme Getränke, Alkohol, Stress, Drogenmissbrauch, psychische Belastungen und der Missbrauch von Nasentropfen. Dabei ist die Nasenschleimhaut geschwollen, mit wässriger Absonderung und der Geruchssinn ist vermindert.

Die Nasennebenhöhlenentzündung (Sinusitis)

Sie kann durch Viren oder Bakterien entstehen und kann akut oder chronisch verlaufen. Man hat zwei Kieferhöhlen, zwei Stirnhöhlen und, ganz im Innern, Siebbeinzellen und Keilbeinhöhlen. Eine akute Vereiterung der Nasennebenhöhlen entsteht oftmals aus einem Schnupfen, wenn das Nasensekret nicht gut abfliessen kann. Meist sind die Kieferhöhlen befallen, seltener die Siebbeinzellen und die Stirnhöhlen und sehr selten die Keilbeinhöhle. Sind alle Nebenhöhlen befallen, so nennt man dies eine „Pansinusitis“. Man leidet an Fieber, Kopfschmerzen und Abgeschlagenheit. In Deutschland erkrankt jeder Siebte einmal pro Jahr an einer Sinusitis. Meistens wird sie durch Viren ausgelöst und ist beidseitig. Doch entsteht zu 20–35 % eine Superinfektion mit Bakterien. Dann dauert dies mehr als sieben Tage, die Schmerzen sind oft einseitig und die Absonderungen eitrig. Die häufigsten Erreger sind Haemophilus influenzae, Pneumokokken, Streptokokken oder Staphylokokken. Typisch ist, dass der Kopfschmerz sich verstärkt, wenn man sich vornüberbeugt. Bei längerer Dauer ent-

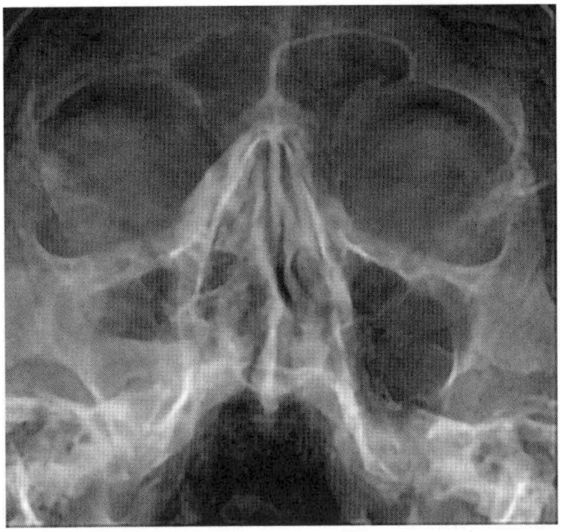

Akute Sinusitis rechts
Bild: Wikipedia

steht durch die Absonderungen oft eine Reizung der Bronchien mit lästigem Husten.

Dauert die Krankheit mehr als 2 Monate, so gilt sie als chronisch. Dann ist der Geruchssinn vermindert, sind die Absonderungen eher wässerig und reizen den Rachen. Im Kopf fühlt man dauernd einen dumpfen Druck in den Nebenhöhlen oder hinter den Augen. Oft entstehen in den Nebenhöhlen Polypen. Dagegen verschreibt der Facharzt meistens ein Glukokortikoid als Nasenspray oder sogar innerlich, oder eine Langzeittherapie mit Antibiotika. Manchmal schlägt er eine Nebenhöhlenspülung vor. Die Antibiotika sind kaum wirksam, da die Bakterien sich durch Biofilme schützen können.

Eine Nasendusche dringt nicht bis in die Nebenhöhlen ein. Spülungen der Nase und der Nebenhöhlen führt man mit 0,9 %iger Kochsalzlösung aus und kann Salbei oder Kamille zufügen. Mit Wasser würde man die Schleimhaut schädigen. Oft werden für eine kurze Zeit abschwellende Nasentropfen abgegeben, obschon Inhalationen mit Kamille und 1 Tropfen ätherischem Thymianöl oder Eukalyptusöl viel wirksamer sind, ohne den Nachteil, dass sich danach die Schleimhaut verdickt. Man muss unter einem Frottiertuch inhalieren, das man sich über den Kopf legt.

Eine Operation ist nur angezeigt, wenn Polypen oder eine andere Einengung den Luftstrom behindern. Sie bessert das Problem aber nur zu 80 %. Man geht von innerhalb der Nase in die Kieferhöhle hinein. Dies ist nicht ohne Risiko. Es kann geschehen, dass man die Augenhöhle verletzt und man danach doppelt oder gar nicht mehr sieht, dass Hirnflüssigkeit abfliesst, eine Hirnhautentzündung oder eine Hirnblutung entsteht. Diese schwerwiegenden Komplikationen entstehen in etwas weniger als 1 %.

Eine polypöse Sinusitis ist häufig mit Asthma bronchiale oder einer Unverträglichkeit für Schmerzmittel verbunden. Ist dies alles vorhanden, so nennt man dies eine „Samter-Trias“. Heute wird in dieser Situation eine sogenannte „adaptive Desaktivierung“ vorgeschlagen. Dies ist eine Dauertherapie mit Acetylsalicylsäure (Aspirin®), welche die Bildung neuer Polypen hemmen soll. Eine Sanierung der Nasennebenhöhlen bewirkt bei Asthmatikern, dass sie im Mittel um 5 mg weniger Kortison inhalieren müssen, um Anfälle zu verhindern.

Eine chronische Sinusitis kann sich in die Bronchien ausweiten, als „sinubronchiales Syndrom“. Die Bakterien erzeugen Toxine. Diese können Magen-Darm-Krankheiten verursachen oder das Herz belasten. Auch ein Zahnwurzelabszess kann eine Kieferhöhlenentzündung verursachen. Dann nennt man dies eine „odontogene Sinusitis maxillaris“. In diesem Fall ist nur eine Seite entzündet. Noch häufiger geschieht dies, wenn der Boden der Kieferhöhle durch eine Zahnentfernung eröffnet wird, sodass eine Verbindung mit der Mundhöhle entsteht, eine sogenannte „sinubuccale Fistel". Wird eine Wurzelfüllung oder ein Implantat zu tief eingelegt, so gelangt toxisches Zahnmaterial in die Kieferhöhle und es entsteht eine schmerzhafte Entzündung.

Die offizielle Therapie beschränkt sich auf Medikamente, die den Schleim verflüssigen sollen, wie Acetylcystein oder Ambroxol, Inhalationen, Infrarotbehandlungen, Kurzwellentherapie, Nasenspülungen mit Meerwasser, viel trinken, befeuchten der Zimmerluft und manchmal werden glukokortikoidhaltige, abschwellende Nasensprays verschrieben.

Die Wirkung von Arzneien aus Kapuzinerkresse oder Meerrettich gegen Bakterien und Viren, ihre entzündungshemmende Wirkung und Verträglichkeit ist wissenschaftlich belegt[8,9,10,11,12,13,14]. Auch Inhalationen und Tee aus Enzianwurzel, Schlüsselblumen, Gartensauerampferkraut, Holunderblüten, Eisenkraut, Kamille, Pfefferminze und Thymiankraut können helfen, eine Sinusitis auszuheilen. Bei der odontogenen Sinusitis maxillaris genügt oft die zahnärztliche Sanierung.

Als wirksamste Therapie zur Sanierung einer sonst therapieresistenten chronischen Sinusitis hat sich nach unserer Erfahrung die Neuraltherapie erwiesen. Mit einer ganz feinen Nadel injiziert man 1-prozentiges Procain vor die Stirnhöhlen und zur Austrittsstelle des Nervus supraorbitalis, dann von unterhalb der Oberlippe beidseits vor die ganze Kieferhöhle, wodurch die Oberlippe unempfindlich wird, und dadurch kann man zum Schluss vom Rand der Nasenflügel aus schmerzfrei die Nasenmuschel infiltrieren. Dabei öffnen sich die Abflusswege der Nebenhöhlen, sodass die Nebenhöhlen ausheilen können. Wir kombinieren dies mit einer Rohkostdiät mit antibiotischer und die Immunabwehr steigernder Wirkung, wie sie in diesem Buch beschrieben ist, und wenn das Herz gesund ist, mit einem täglichen Überwärmungsbad, dessen Beschrieb finden Sie auf Seite 78 dieses Buches.

Die Akute Kehldeckelentzündung (Epiglottitis)

Die Epiglottitis ist eine gefährliche bakterielle Infektion des unteren Rachens, die meistens durch das Bakterium Hämophilus influenzae verursacht wird, und eine Schwellung des Kehldeckels, der Epiglottis, verursacht. Dies geschieht vor allem bei Kindern zwischen zwei und sechs Jahren. Die Schwellung des Kehldeckels erzeugt akute Atemnot mit keuchender Inspiration (inspiratorischem Stridor). Die Epiglottitis ist ein akuter Notfall, der eine sofortige Hospitalisation notwendig macht.

Der Pseudokrupp

Der Pseudokrupp kommt bei Kindern zwischen 6 Monaten und 6 Jahren relativ häufig vor. Fälle bei älteren Kindern, Jugendliche und jungen Erwachsenen sind dagegen selten. Er entsteht durch eine virale Entzündung des Kehlkopfs, direkt unter der Stimmritze und in der Luftröhre. Die Stimme des Kindes wird heiser und es leidet unter laut bellendem Husten mit lautem Keuchen beim Einatmen. Das Kind leidet unter grosser Angst, was die Symptomatik verstärkt, da sich der Kehlkopf verkrampft. Bei schwerem Verlauf wird eine Hospitalisation notwendig. Der Pseudokrupp verschlechtert sich meistens am Abend. Da ist es ganz wichtig, die Luft im Zimmer stark zu befeuchten. Man nimmt das Kind ins Badezimmer und lässt ganz heisses Wasser in die Badewanne einlaufen, um viel Dampf zu erzeugen. Man nimmt das Kind auf den Schoss und beruhigt es so gut es geht. Dadurch beruhigt sich der Stridor und die Atemnot ganz bedeutend. Für alle Eltern von Kleinkindern ist es wichtig, die homöopathische Arznei Spongia in der zweihundertsten C-Potenz vorrätig zu halten. Erkrankt ein Kind an Pseudokrupp, so entfaltet diese Arznei, alle 4 Minuten gegeben, eine sofortige, starke Wirkung, indem die Schleimhaut abschwillt, der inspiratorische Stridor zurückgeht und das Kind sich beruhigt. Damit kann man in aller Regel eine Hospitalisation vermeiden.

Die Luftröhrenentzündung (Tracheitis)

Eine Tracheitis kann infektiös, allergisch oder durch eine chemische Reizung entstehen.

Nur selten entsteht sie isoliert, das heisst ohne weitere Symptome, sondern meistens im Winter, in Kombination mit einem Schnupfen (Rhinitis), einer Kehlkopfentzündung (Laryngitis) oder einer Bronchitis. Sie kann aber auch durch verschiedene Gase, Dämpfe oder toxischen Staub entstehen. Typische Toxine sind der Zigarettenrauch, Schwefeldioxid, Nitrosegase, Ozon und Ammoniak[15]. Eine akute Tracheitis wird meistens durch Viren verursacht. Die Symptome sind ähnlich wie bei einer Kehldeckelentzündung, mit Heiserkeit, Husten, Brennen unter dem Brustbein und allgemeinen grippalen Symptomen. Sie heilt in der Regel innert einer Woche aus. Dauert die Krankheit länger als einige Tage, so besteht die Gefahr einer bakteriellen Superinfektion, die in der Regel antibiotisch behandelt werden muss. Dauert sie länger als drei Monate, so gilt sie als chronisch. Dann ist sie durch Zigarettenrauch, eine Verengung der Luftröhre oder eine sogenannte Tracheomalazie, eine krankhafte Erschlaffung der Luftröhre, verursacht. Ist jemand länger als zwei Wochen heiser, so muss man einen Facharzt aufsuchen, um eine bösartige Krankheit auszuschliessen.

Die Bronchitis

Bei einer Bronchitis sind immer auch die oberen Atemwege entzündet und geht die Infektion in die Bronchien hinunter. Jede Woche erkrankt einer unter 1000 Menschen daran, besonders im Winter, bei hoher Luftverschmutzung und feuchter Kälte. Zu 90 % entsteht sie durch Viren, seltener durch Bakterien, Pilze oder durch eine chemisch Reizung, besonders durch das Rauchen. Die Bronchien zählt man zu den unteren Atemwegen.

Die Bronchitis beginnt meistens mit einem schmerzhaften Husten. Anfangs ist der Husten meistens unproduktiv und es wird kein Schleim ausgehustet. Doch nach ein paar Tagen wird er produktiv. Zuerst ist der Auswurf klar und dünnflüssig und mit der Zeit wird er dickflüssiger, weiss oder gelbgrün. Der Rachen ist gerötet und die Lymphknoten am Hals geschwollen. Ist das Sputum gelb oder grün, so sind meistens Bakterien am Werk. Bei schwerem Verlauf kann der Auswurf blutig werden. Dann sollte man immer einen Arzt konsultieren, um eine Tuberkulose oder Krebs auszuschliessen.

Erkrankt man in zwei aufeinanderfolgenden Jahren während drei oder mehr Monaten an einer Bronchitis, so gilt sie als chronisch. Die häufigste Ursache ist das Rauchen. Weitere Ursachen sind Umwelttoxine, hohe Ozonbelastungen durch den Verkehr, Schwefeldioxid aus Industriegasen und andere Reizgase sowie eine hohe Belastung der Luft mit Feinstaub. Eine weitere Ursache ist die chronische Sinusitis. Man unterscheidet drei Formen der Bronchitis: die chronisch obstruktive Bronchitis (COPD), die spastische, asthmatische Bronchitis und das sinubronchiale Syndrom.

Bronchiektasen

Dies sind irreversible, sackförmige oder zylindrische Ausweitungen der mittelgrossen Bronchien. In diesen Ausweitungen gibt es eine chronische, bakterielle Infektion, welche die Wand des Bronchus allmählich zerstört. Man unterscheidet angeborene von erworbenen Bronchiektasen. Die angeborenen Bronchiektasen befinden sich manchmal nur in einem Lungensegment oder Lungenlappen. Seltener sind sie überall vorhanden. Ist dies der Fall, so stehen sie meistens in Zusammenhang mit anderen angeborenen Fehlbildungen, wie zum Beispiel dem Kartagener-Syndrom, der zystischen Fibrose oder sie entstehen durch eine langdauernde Lungenentzündung. Das Kartagener-Syndrom ist eine Erbkrankheit, bei welcher die inneren Organe seitenverkehrt angelegt sind. Die Bewegung der Flimmerhaare in den Bronchien ist gestört und für einen effizienten Schleimtransport ungenügend, sodass Bronchiektasen entstehen. Die Nasennebenhöhlen sind unterentwickelt und in der Nase und den Nebenhöhlen entstehen viele Polypen.

Die zystische Fibrose, auch Mukoviszidose genannt, ist eine vererbte Stoffwechselstörung, die sich schon im Kindesalter auswirkt. Verursacht wird sie durch eine Mutation im Gen, das für das Membranprotein CFTR (Cystic Fibrosis Transmembrane Conductance Regulator) verantwortlich ist. Die Folge ist, dass ein zu zäher Schleim gebildet wird, wodurch in verschiedenen Organen Entzündungen, Funktionsstörungen und Infektionen entstehen. Die zystische Fibrose wird vor allem symptomatisch behandelt. Doch gibt es jetzt auch wenige Medikamente, welche die Funktion von CFTR verbessern.

Erworbene Bronchiektasen entstehen durch eine Schädigung der Bronchien durch Infektionskrankheiten im Kindesalter, wie zum Beispiel durch die Masern oder den Keuchhusten, durch einen angeborenen Immunglobulinmangel oder einen α-1-Antitrypsin-Mangel, durch eine gestörte Funktion der Flimmerhaare, wenn eine Verbindung zwischen der Luftröhre und einem Bronchus besteht, durch eine Fremdkörperaspiration oder eine langdauernde, chronische Bronchitis.

Meistens befinden sich die Bronchiektasen in den unteren Lungenlappen. Sie können zylinderförmig, spindelförmig oder sackförmig sein und sind mit Eiter gefüllt. In dieser Situation ist es schwierig, die chronische Bronchitis zu heilen. Sie kann aber, nach unserer Erfahrung, mit einer langdauernden Heildiät aus vegetabiler Rohkost deutlich gebessert werden.

Die Patienten leiden an chronischem Husten mit voluminösen Auswurf von süsslich-fadem oder fauligem Geruch, der sich in einem Glas in drei Schichten absetzt: in eine schaumige Oberschicht, eine schleimige Mittelschicht und einen zähen, eitrigen Bodensatz. Meistens haben die Patienten erweiterte Fingerenden mit gewölbten Fingernägeln, die man „Trommelschlegelfinger“ nennt.

Leicht entsteht eine Lungenentzündung oder eine Besiedlung der Bronchiektasen mit Pilzen, die sich in andere Organe ausbreiten kann. Manchmal wird das Sputum blutig. Der Widerstand im Lungenkreislauf erhöht sich, sodass das rechte Herz überlastet wird. Man nennt dies ein „Cor pulmonale“. Sobald die Bronchien ausgeweitet sind, bleibt ein Teil des Sekrets darin liegen und unterhält eine andauernde Infektion. Selten bricht eine solche Ausweitung durch, sodass der Eiter in den Brustraum gelangt und eine gefährliche Infektion des Innenraums der Brust entsteht (eine Empyem im Thorax). Das Röntgenbild gibt deutliche Hinweise auf Bronchiektasen und durch eine Computertomografie kann die Diagnose bestätigt werden. Durch eine Szintigrafie der

Lungen kann man die Durchblutung und die Ventilation der Lunge beurteilen.

Die Patienten werden durch Physiotherapeuten dazu angeleitet, wie sie in Knie-Ellenbogenlage jeden Tag möglichst viel Bronchialsekret abhusten können.

Oft werden Medikamente verschrieben, welche den Schleim verflüssigen sollen, manchmal auch Medikamente zur Erweiterung der Bronchien, um die Atmung zu erleichtern.

Bei akuter Verschlechterung wird eine antibiotische Therapie vorgeschlagen in schlimmen Fällen eine antibiotische Dauertherapie. Doch werden die Bakterien bald resistent[16,17]. Bei einseitigem Befall, wird manchmal eine chirurgische Entfernung der Bronchiektasen vorgeschlagen, wenn die konservative Therapie zu wenig wirkt oder eine bedrohliche Blutung entsteht.

Die Lungenentzündung (Pneumonie)

Als Pneumonie bezeichnet man eine akute oder chronische Entzündung des Lungengewebes. Sie kann einseitig oder in beiden Lungen entstehen. Sie kann viral oder bakteriell verursacht sein oder selten durch Pilze. Ebenfalls selten entsteht sie durch eine Inhalation giftiger Stoffe oder Aspiration von saurem Magensaft. Auch eine Allergie kann sich in der Lunge abspielen. Manchmal ist auch die Pleura mitbeteiligt, dann spricht man von einer Pleuropneumonie. Nach einer therapeutischen Bestrahlung von Krebs entsteht oft eine „Strahlenpneumonitis".

Die Lungenentzündung bezeichnet man nach dem Erreger der sie verursacht. Dies können Bakterien, Rickettsien Chlamydien, Viren, Mykoplasmen, Pilze, Protozoen oder Würmer sein. Nicht immer gelingt der Erregernachweis. Darum teilt man sie auch in primäre und sekundäre Lungenentzündungen ein. Erkrankt ein gesunder Mensch an einer Lungenentzündung, ohne dass besondere Risikofaktoren bestehen, so spricht man von einer *primären Pneumonie*. Bestand ein besonderes Risiko, so spricht man von einer *sekundären Pneumonie*.

Eine primäre bakterielle Pneumonie entsteht meistens durch Pneumokokken, Staphylokokken, Haemophilus influenzae, Mykoplasmen, Chlamydien oder Legionellen und eine primäre virale Pneumonie durch Grippeviren, Adenoviren oder Parainfluenzaviren. Bei einer Sekundären Pneumonie sind es andere Erreger: Herpesviren, das Cytomegalievirus, Pilze, Pneumocystis jirovecii, Protozoen, zum Beispiel Toxoplasma gondii oder anaerobe Bakterien. Es gibt aber auch eine klinische Einteilung, je nach der Situation, in welcher die Infektion erworben wurde.

Ambulant erworbene Pneumonien entstehen im täglichen Leben oder in einem Altersheim, ausserhalb eines Krankenhauses. Dann sind häufige Erreger: Streptococcus pneumoniae, Haemophilus influenzae, Mycoplasma pneumoniae, Chlamydophila pneumoniae und selten Legionella pneumophila. Eine schwere ambulant erworbene Pneumonie, bei der sich die Lungenentzündung in den Körper ausbreitet und eine Sepsis droht, nennt man auch „sCAP", von „severe community-acquired pneumonia". Dies ist sehr gefährlich und bedarf einer intensiven antibiotischen Therapie auf der Intensivpflegestation und oft künstliche Beatmung[18,19].

Eine im Krankenhaus erworbene Lungenentzündung nennt man nosokomial, wenn sie nicht länger als zwei Tage nach der stationären Aufnahme und nicht später als 14 Tage nach der Entlassung entstanden ist[20]. Auch durch die Beatmung auf der Intensivpflegestation kann eine Lungenentzündung entstehen. Dann sind die häufigsten Erreger antibiotikaresistente Spitalkeime: Pseudomonas aeruginosa, Enterobacter, Escherichia coli, Proteus, Serratia, und Klebsiella pneumoniae. Besonders gefährdet sind Patienten, die immunsuppressiv behandelt werden oder mit dem Human Immunodeficiency Virus (HIV) infiziert sind. Ambulant erworbene Pneumonien haben meist eine gute Prognose. Anders ist diese bei nosokomialen Lungenentzündungen, da viele Spitalkeime auf Antibiotika resistent sind.

Die ambulant erworbene Pneumonie ist nach den Durchfallerkrankungen die weltweit häufigste Infektionskrankheit[21]. Zu 90 % ist sie durch Bakterien verursacht. Allein in den USA werden jedes Jahr 2–3 Millionen ambulante Pneumonien diagnostiziert, die Anlass zu zehn Millionen Hausarztkontakte und rund 500 000 Spitaleinweisungen geben.
Die jährliche Anzahl Neuerkrankungen in der Bevölkerung wird mit 1–11 pro 1000 Einwohner angegeben und bei Menschen, die im Altersheim wohnen, mit 68–114 pro 1000 Personen. In Deutschland entspricht dies 400 000–600 000 Fällen pro Jahr[22]. Mehr als 30 % der Patienten müssen im Krankenhaus behandelt werden und unter diesen 10 % auf einer Intensivstation. Damit verursacht die ambulant erworbene Pneumonie häufiger eine Hospitalisation als ein Herzinfarkt oder ein Hirnschlag. Jedes Jahr sterben in Deutschland 20 000 Menschen an einer Pneumonie. Unter den Erregern sind die Pneumokokken mit rund 25–45 % führend, gefolgt von Haemophilus influenzae mit 5–20 %, Mycoplasma pneumoniae mit 5–15 % unter vorwiegend jüngeren Patienten[23]. 5–25 % der ambulant erworbenen Lungenentzündungen sind primär viral, jedoch durch Bakterien superinfiziert. Vor allem sind es Grippeviren, die mit Pneumokokken superinfiziert sind. Weltweit sterben auch heute noch jedes Jahr fast eine Million Kinder an einer Lungenentzündung[24].

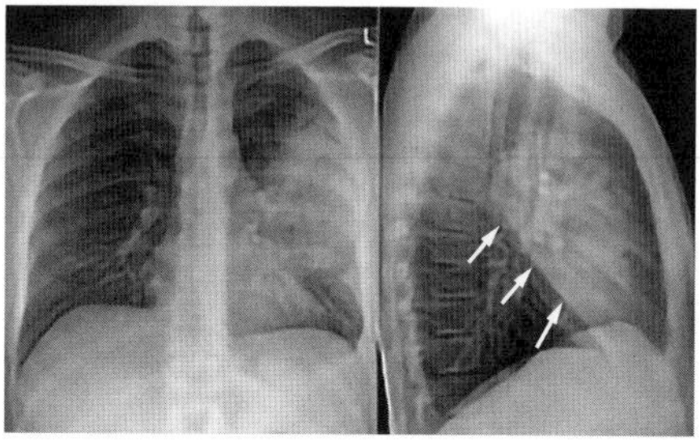

Typisches Röntgenbild einer Lobär-Pneumonie im linken Oberlappen. Die Pfeile im Seitenbild zeigen auf die Grenze zum Unterlappen. Bild: Wikipedia

Man unterscheidet typische von atypischen Lungenentzündungen. Typische Pneumonien entstehen durch Pneumokokken oder Staphylokokken, und atypische Pneumonien durch Viren, Pilze oder sogenannte obligat intrazelluläre Bakterien. Den Unterschied kann man im Röntgenbild erkennen. Eine typische Pneumonie ist auf einen oder mehrere Lungenlappen beschränkt und geht mit Fieber, Schüttelfrost, Husten, eitriger Schleimbildung, reduziertem Allgemeinzustand und typischen Auskultationszeichen einher. Im Blut finden man die Entzündungszeichen: eine hohe Blutsenkungsgeschwindigkeit, eine hohe Anzahl weisser Blutkörperchen (Leukozytose) und erhöhte Akut-Phase-Proteine (CRP). Oft entsteht ein ausgeprägter Pleuraerguss. Als Erreger findet man Pneumokokken, Staphylokokken, Klebsiellen, Pseudomonas auruginosa oder Proteusbakterien. Bei älteren Patienten kann das Fieber und die Entzündungszeichen im Blut fehlen.

Eine atypische Pneumonie nennt man auch „interstitielle Pneumonie". Sie beginnt häufig weniger akut, mit nur mässigem Fieber, Kopfschmerzen und Gliederschmerzen. Dabei findet man als Erreger Chlamydien, Rickettsien, Mykoplasmen, Legionellen, Pneumocystis jirovecii, Coxiella burnetii oder Viren. Die Erreger werden durch Fresszellen (Makrophagen) aufgenommen und gelangen mit diesen in

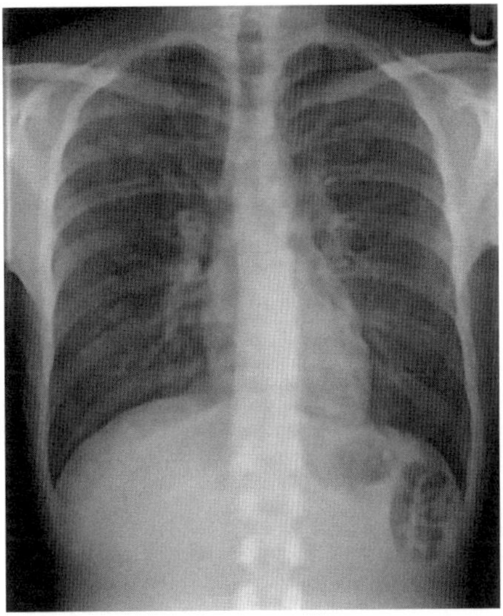

Röntgenbild mit atypischer Pneumocystis-Pneumonie. Bild: Wikipedia

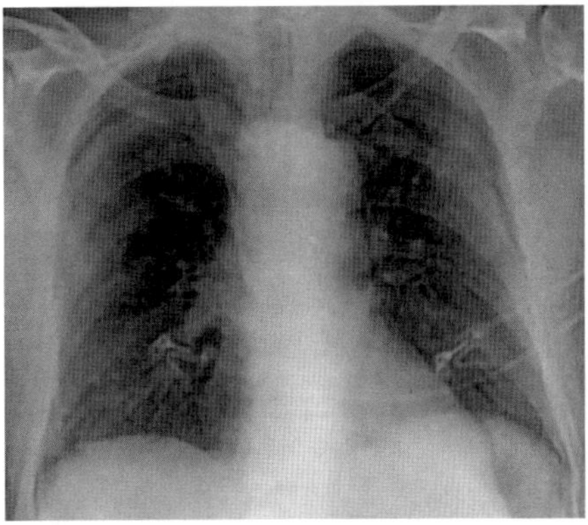

Röntgenbild einer Grippepneumonie durch Covid 19-Viren. Bild: Wikipedia

das Zwischenzellgewebe zwischen die Lungenbläschen. Dadurch findet die Entzündung vor allem im „Gerüst" der Lunge statt. Darum ist der Husten meistens unproduktiv, sodass kein Eiter ausgehustet werden kann. Im Röntgenbild zeichnen sich die Strukturen des Zwischenzellgewebes ab. Eine Bronchopneumonie entsteht aus einem oberen Luftwegsinfekt und stellt sich im Röntgenbild herdförmig und nahe an grösseren Bronchien dar. Das Spektrum der Pneumonien hat sich in den letzten 70 Jahren deutlich verändert. Waren früher ganz überwiegend Pneumokokken für Lungenentzündungen verantwortlich, so sind heute Viren und obligat intrazelluläre Bakterien häufiger geworden.

Als Risikofaktoren wurden folgende ermittelt:

Das Kleinkindalter, ein höheres Lebensalter, Rauchen, Immunschwäche durch das AIDS, Chemotherapien, immunsuppressive Therapien, Krebs, Leukämien, Diabetes mellitus, Leberzirrhose, Alkoholismus, eine chronische Herzinsuffizienz, eine Grunderkrankung der Lunge, wie zum Beispiel eine chronische Bronchitis, COPD, eine Mukoviszidose, eine Lungenfibrose, Bronchiektasen oder ein Lungenemphysem, eine Nierenbeckenentzündung, Autoimmunkrankheiten, Allergien, Drogenmissbrauch, lang dauernde Bettlägerigkeit, Aspiration von Magensäure, Speiseresten, Öl, Wasser, Fremdkörper, eine Verlegung eines Bronchus durch ein Bronchialkarzinom, eine Intubation, eine Bestrahlung, eine Lungenembolie, Legionellen in schlecht gewarteten Klimaanlagen oder ein Whirlpool.

Die typische Pneumonie beginnt plötzlich mit Fieber, Schüttelfrost, Husten, Atemnot, eitrigem, manchmal blutigem Auswurf, schnellem Puls, Schmerzen in der Brust durch den begleitenden Pleuraerguss. Die atypische Pneumonie beginnt dagegen schleichend, mit wenig Fieber, Husten, eher leichter Atemnot, wenig klarem Auswurf, Kopf- und Gliederschmerzen. Bei Kindern ist Atemnot, ein quälender Husten, der sich durch Hustenmittel nicht bessert, Blässe und, in schweren Fällen, bläuliche Lippen und Kreislaufschwäche typisch.

Der Arzt hört bei der Auskultation mit dem Stethoskop typische, feinblasige Rasselgeräusche. Die entzündlich verklebten Luftbläschen knistern beim Ein- und Ausatmen. Bei einer interstitiellen Pneumonie sind die Atemgeräusche unverändert. Allerdings kann man durch die klinische Untersuchung eine Lungenentzündung nur zu etwa 60 % diagnostizieren. Darum wird bei jedem Verdacht ein Röntgenbild von hinten und von der Seite angefertigt.

Eine Lungenentzündung muss in der Regel antibiotisch behandelt werden. Das Fieber sollte man nicht senken, um das Immunsystem nicht zu schwächen. Man muss mindestens 1 ½ Liter trinken können, sonst ist eine Hospitalisation für eine Infusionstherapie notwendig.

Bei Bedarf gibt man Sauerstoff durch eine Nasensonde, behandelt mit Inhalationen und den Schleim verflüssigenden Medikamenten, wie Acetylcystein oder Ambroxol. Bei Auswurf darf man den Husten nicht unterdrücken. Als Antibiotische Therapie beginnt man in der Regel mit Ampicillin oder einem Cephalosporin, manchmal in Kombination mit einem β-Lactamase-Hemmer wie Sultamicillin und mit einem Makrolidantibiotikum wie Clarithromycin. Wenn die Erreger nicht resistent sind, erfolgt meistens innert zwei Tagen eine deutliche Besserung.

Die Therapie einer sekundären oder nosokomialen Lungenentzündung ist deutlich schwieriger und muss immer stationär erfolgen. Man muss den Erreger nachweisen können, um wirksame Medikamente zu finden. In jedem Fall muss die Grundkrankheit ebenfalls behandelt werden. Oft müssen die Patienten maschinell beatmet werden, obschon dadurch Schäden in den Lungen entstehen können. Komplikationen sind nicht selten. Oft entsteht eine Rippenfellentzündung (Pleuritis) oder ein Lungenabszess, eine Vereiterung in der Pleurahöhle (Pleuraempyem), seltener eine Vernarbung der Lunge (Lungenfibrose), eine Blutvergiftung (Sepsis) oder ein gefährliches, akutes, progressives Lungenversagen.

An einer primären Lungenentzündung sterben heute noch fünf von 1000 Patienten, sofern keine zusätzliche Risikofaktoren vorhanden sind. Sekundäre und nosokomiale Lungenentzündungen haben dagegen eine schlechte Prognose, die bei älteren Patienten, seit es Antibiotika gibt, nicht besser geworden ist[25].

Die Lungentuberkulose

Die Tuberkulose, abgekürzt Tbc, entsteht durch Mykobakterien. Früher nannte man diese Krankheit „Schwindsucht", da die Patienten allmählich abmagerten, immer schwächer wurden und schliesslich daran starben. Meistens nisten sich die Mykobakterien in der Lunge ein. Doch gibt es immer mehr Menschen mit Immunschwäche oder immunsuppressiven Therapien, die ausserhalb der Lunge an Tuberkulose erkranken.

In der ganzen Welt infizieren sich jedes Jahr rund 10 Millionen Menschen mit Tuberkulose. Der Weltgesundheitsorganisation WHO wurden im Jahr 2015 1,4 Millionen Todesfälle gemeldet. Hinzu kamen etwa 400 000 Todesfälle von Menschen, die zusätzlich mit HIV infiziert waren[26,27]. Heute ist eine Kuhtuberkulose durch das Mycobacterium bovis, das Mycobacterium afrikanum oder dem Mycobacterium microti selten geworden.

Im Jahr 1882 beschrieb Robert Koch erstmals des Mykobakterium tuberkulosis. Dies war ein Meilenstein der Medizingeschichte. Nur 5–10 % der Infizierten erkranken im Laufe ihres Lebens an der Krankheit, besonders Menschen mit geschwächtem Immunsystem oder geerbter Anfälligkeit. Die Übertragung erfolgt in der Regel durch Tröpfchen von Menschen mit offener Lungentuberkulose in ihre Umgebung. Kann man im Auswurf die Keime nachweisen, so handelt es sich um eine „*offene Tuberkulose*", Gibt es Keime in anderen Absonderungen des Körpers, so definierte man dies als *potenziell offene Tuberkulose*. Wenn sich ausgehustete Tröpfchen sedimentieren oder mit Sonnenlicht bestrahlt werden, verlieren sie die Fähigkeit, andere Menschen anzustecken[28]. Früher übertrug sich die Rindertuberkulose durch unpasteurisierte Rohmilch auf die Menschen.

Ist der Hauttest mit Tuberkulinum positiv, so gibt dies einen Hinweis, sofern der Patient nicht geimpft worden war, doch beweist er nicht die Diagnose. Man kann die Diagnose nur durch einen direkten Nachweis des Erregers nachweisen. Ist das Immunsystem sehr geschwächt, so kann der Tuberkulintest zudem falsch negativ sein.

Jahrzehntelang wurden viele Menschen gegen Tuberkulose geimpft, doch erwies sich dies als unwirksam und die Impfung wurde im Jahr 1998 abgeschafft. Heute behandelt man die Tuberkulose mit besonderen Antibiotika, die man Tuberkulostatika nennt. Doch werden die Keime mit der Zeit resistent, sodass es Rückfälle gibt. Um dies zu verhindern, empfiehlt die WHO mindestens ein halbes Jahr zu behandeln, weit über die Beschwerden hinaus. Die Tuberkulose ist meldepflichtig.

Mit Tuberkelbazillen ist etwa ein Drittel der Weltbevölkerung infiziert, doch sind bei Weitem nicht alle krank. Nach dem Tuberkulosebericht der WHO von 2016 gab es im Jahr 2015 weltweit 10,4 Millionen Neuinfektionen und 1,8 Millionen Todesfälle. Beide Zahlen sinken seit dem Jahr 1990 stetig[29]. In ärmeren Ländern können viele Menschen aus finanziellen Gründen nicht behandelt werden. Auch fehlen an vielen Orten Laboratorien für die Diagnose. Besonders in Osteuropa nimmt die Prävalenz der Tuberkulose wegen Mängel im Gesundheitswesen wieder zu, vor allem mit multiresistenten Erregern. Auch in der ganzen Welt nimmt heute die Prävalenz wieder zu, da immer mehr Tuberkulosebazillen resistent geworden sind.

Eine grosse Gefahr ist die Tuberkuloseinfektion für Menschen mit AIDS. In Afrika ist die Tuberkulose neben dem AIDS die häufigste Todesursache geworden, Besonders unter Menschen, die in Slums der Grossstädten leben müssen. Der Tuberkulintest gibt bei Menschen mit AIDS falsch negative Resultate. In armen Ländern gilt die Tuberkulose als ein Zeichen eines Ausbruchs von AIDS. Die Meisten AIDS-Kranken sterben daran.

Eine italienische Studie fand unter gesunden Angestellten des Gesundheitswesens eine Prävalenz einer latenten Tuberkuloseinfektionen von 9 % und unter 400 Menschen, die an Psoriasis leiden, von 18 %. Menschen mit einer Lungenentzündung oder Lungenkrebs waren in Italien zu 30 % latent infiziert[30]. Im Jahr 2016 wurden in Deutschland 5915 Tuberkulosekranke gemeldet, darunter 233 Kinder unter 15 Jahren[31]. Im Jahr 2016 erkrankten in Deutschland unter 7,2 unter 100000 Menschen an Tuberkulose und etwa 100 Menschen starben daran. Doch rechnet man mit einer hohen Dunkelziffer. In Deutschland ist die Tuberkulose besonders in Hamburg, Bremen und Berlin verbreitet. Besonders ältere Menschen erkranken wegen Immunschwäche daran. In der Schweiz und in Österreich ist die Prävalenz bis 2017 leicht zurückgegangen. Österreich meldete im Jahr 2015 583 und die Schweiz 546 Neuerkrankungen.

Der wichtigste Erreger ist das Mycobacterium tuberkulosis, ein aerobes, grampositives Stäbchen-Bakterium, das sich alle 16–20 Stunden teilt, um sich zu vermehren. Verglichen mit anderen Bakterien ist

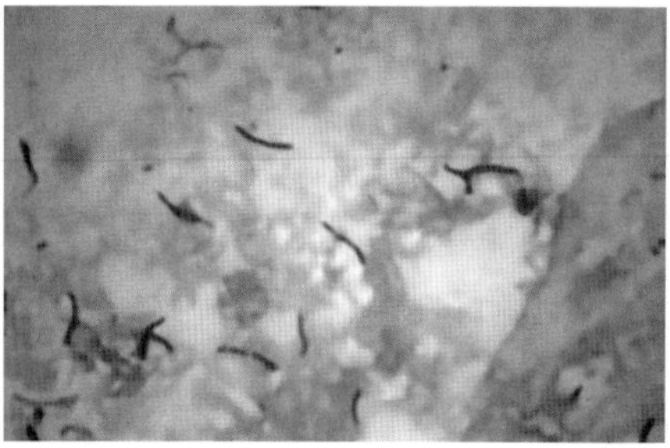

Mycobakterium tuberkulosis

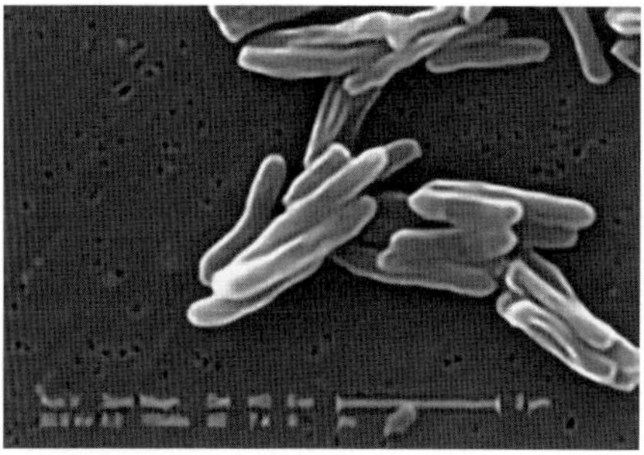

Mykobakterium tuberkulosis
Elektronenmikroskopische Aufnahme.
Bild: Wikipedia

dies langsam. Zur gleichen Gruppe gehören weitere Erreger der Tuberkulose: die Mykobakterien bovis, africanum und microti. In Deutschland findet man diese nur selten. Weitere Erreger, wie das Mykobakterium kansasii und avium können selten ein tuberkuloseähnliche Krankheitsbild verursachen, doch ist die Gefahr, sich anzustecken gering.

Für eine Übertragung der Tuberkulose genügt die Inhalation einiger Mikrotröpfchen von 2–5 µm Durchmesser mit je 1–3 Erregern[32]. Nur selten wird die Tuberkulose über das Blut übertragen, zum Beispiel bei einer Organtransplantation oder über andere Körperausscheidungen. Die Infektion über Tröpfchen geschieht fast nur durch Erwachsene, da bei Kindern die Menge der beim Husten ausgeschiedenen Bakterien zu gering ist. Aus anderen Organen kann die Tuberkulose nur übertragen werden, wenn die Bazillen nach aussen gelangen.

In den Industrieländern sind die Viehbestände heute weitgehend tuberkulosefrei, sodass eine Ansteckung durch Rohmilch kaum mehr möglich ist. Selten werden Neugeborene von Müttern mit Lungentuberkulose bei der Geburt über das Blut angesteckt. Hat die Tuberkulose die Plazenta infiziert, so ist das Fruchtwasser infektiös. Auch wenn bei der Mutter die ableitenden Harnwege und die Geschlechtsorgane infiziert sind, kann dies das Neugeborene bei der Geburt anstecken[33].

Am Anfang entsteht in der Lunge in der Regel eine „geschlossene Tuberkulose“ Als Reaktion auf die Bakterien entstehen in den ersten 3–6 Wochen nach der Ansteckung kleine Entzündungsherde und schwellen die zugehörigen Lymphknoten an. Dies nennt man einen *Primärkomplex*. In den Entzündungsherden bilden sich kleine Knötchen. Man nennt diese *„Tuberkel“*. Dieser Primärkomplex erzeugt keine Beschwerden und ist nicht ansteckend, da er keine Bazillen ausscheidet. Darin können die Mykobakterien aber jahrelang überleben.

Nur wenn diese Abkapselung nicht gelingt, wird man für andere ansteckend. Dann leidet man an ersten Symptomen: an Müdigkeit und Schwäche, Appetitlosigkeit und Gewichtsverlust, geschwollenen Lymphknoten, leichtem Fieber, profusem Nachtschweiss und ständigem Hüsteln ohne viel Auswurf. Wird man heiser, so weist dies auf einen Befall des Kehlkopfes hin. Bei kräftigen Menschen können diese Symptome schwach ausgeprägt sein oder auch fehlen. Nicht selten entsteht ein Pleuraerguss. Bei schwerem Verlauf entsteht blutiger Auswurf, Anämie und die Patienten magern ab. Noch

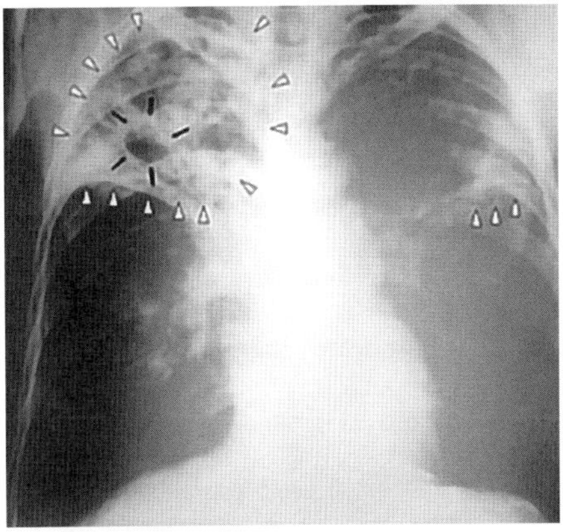

Fortgeschrittene Tuberkulose

immer ist die Prognose einer offenen Tuberkulose ernst.

Bei sehr geschwächten Patienten können sich die Mykobakterien über die Blutbahn ausstreuen, sodass sich die Krankheit in die ganze Lunge und viele Organe ausbreitet. Dann nennt man dies eine *Miliartuberkulose*, denn die Tuberkel gleichen Hirsekörnern. Dies ist ein schweres Krankheitsbild mit schlechtem Allgemeinzustande, Fieber, Appetitlosigkeit, Gewichtsverlust, Husten und Atemnot. Dabei kann auch eine tuberkulöse Hirnhautentzündung entstehen. Diese zeigt sich durch Irritabilität und Wesensveränderung, während die typischen Zeichen einer Hirnhautentzündung, wie Kopfschmerzen und Nackensteife fehlen. Später entstehen Halluzinationen, Bewusstseinsstörungen, Krampfanfälle und Fieber. Unbehandelt werden die Patienten bald bewusstlos und sterben. Auch die Aderhaut der Augen kann befallen sein[34]. Bei sehr starker Immunschwäche kann eine tuberkulöse Sepsis entstehen, was man auch als *Landouzy-Sepsis* bezeichnet.

Bei gut 10 % der Patienten mit einer Primärtuberkulose entsteht später eine sekundäre Tuberkulose[35]. Dann leiden sie wochenlang an quälendem Husten mit gelblich-grünem Auswurf, Abgeschlagenheit, Erschöpfung, subfebrilen Temperaturen und Nachtschweiss. Der Husten kann schmerzhaft sein mit Atemnot. Wird der Auswurf blutig, so weist dies auf eine Arrosion der Bronchien oder der Luftröhre hin. Bei jedem Menschen mit blutigem Auswurf muss eine Tuberkulose und Krebs ausgeschlossen werden.

Zusätzlich zum Tuberkulin-Hauttest gibt es seit 2005 ein weiteres immunologisches Testverfahren, den sogenannte γ-Interferon-Test: Abwehrzellen aus dem Blut der Testperson werden mit einer Mischung aus Antigenen des Mycobacteriums tuberculosis stimuliert. Hatten diese schon mit dem Mycobakterium Kontakt, bilden diese Zellen deutlich mehr Interferon-γ. Da nur das Mycobacterium tuberculosis diese Antigene hat, gibt der Test bei anderen Mykobakterien nicht an und auch nicht nach einer BCG-Impfung. Die Sensitivität dieser Tests wird mit 82 % – 100 % angegeben und die Spezifität mit 98 %[36].

Die Durchführung der Tests ist aber nur in dafür spezialisierten Labors zuverlässig.

Er eignet sich nicht als Screening von Bevölkerungs- oder Berufsgruppen mit niedriger Durchseuchung. Der Zeitpunkt der Infektion ist auch mit den neueren In-vitro-Testverfahren nicht bestimmbar. Nach dem Ausheilen der Infektion wird dieser Test mit der Zeit wieder negativ. Im Jahr 2010 stellte eine britische Forschergruppe einen Test vor, der auf einer Änderung der Transkriptionssignatur in neutrophilen Granulozyten beruht. Durch diesen Test soll es möglich sein, eine abgelaufene von einer aktiven Infektion zu unterscheiden[37].

Die Therapie der Tuberkulose

Da sich die Erreger nur sehr langsam vermehren und in den tuberkulösen Granulomen über lange Zeit ruhen können, ist die Gefahr einer Resistenzentwicklung bei Mykobakterien besonders hoch. Bei gesicherter Tuberkulose oder auch nur hochgradigem Tuberkuloseverdacht müssen daher alle Patienten mit einer Kombinationstherapie aus mehreren, speziell gegen das Mycobacterium tuberculosis wirksamen Antibiotika behandelt werden, die man auch Antituberkulotika nennt. Die Behandlungsdauer muss wegen der niedrigen Teilungsgeschwindigkeit, unbedingt ausreichend lang sein, um Rückfälle zu vermeiden.

Nach den Leitlinien von 2011 soll eine unkomplizierte Tuberkulose mit einer vierfachen Kombination aus Isoniazid, Rifampicin, Ethambutol und Pyrazinamid behandelt werden. Diese wird vorerst während zwei Monaten durchgeführt. Danach wird die Therapie während 4 Monaten mit Isoniazid und Rifampicin weitergeführt. Bei Kindern und bei Erwachsenen mit nur leichter Infektion wird das Ethambutol weggelassen. Werden die Medikamente nicht vertragen, so steht noch Streptomycin zur Verfügung. Ein sechstes Medikament, Thiacetazon, hat so viele Nebenwirkungen, dass es in den Industrieländern nicht mehr verwendet wird. Auch bei Patienten mit AIDS wird es nicht empfohlen. Trotzdem wird es in armen Ländern für solche Patienten verwendet, da es dort preisgünstig angeboten wird[38]. Isoniacid ist neurotoxisch. Darum ist die häufigste Nebenwirkung eine Schädigung der Nerven, eine periphere Polyneuropathie. Isoniacid, Rifampicin und Pyrazinamid schädigen oft die Leber. Ethambutol kann eine Entzündung des Sehnervs verursachen. Streptomycin schädigt Nieren und das Innenohr. Darum müssen diese Organe vor dem Therapiebeginn untersucht und im Verlauf der Therapie überwacht werden. Viele Patienten fühlen sich bald relativ gesund, sodass sie die Tabletten nicht mehr zuverlässig einnehmen. Man versucht mit neuen Kombinationen die Therapiedauer zu verkürzen. Mit einer Kombination von TMC207, Pyrazinamid, Rifapentin und Moxifloxazin konnten bei Mäusen innert nur zwei Monaten alle Keime getötet werden[39]. Doch ist dies für Menschen noch nicht untersucht worden. Nicht selten werden die Mykobakterien, wie schon gesagt, resistent, sodass man auf andere Antibiotika wechseln muss. Es sind Schnelltests im Handel, die mit molekularbiologischen Methoden Resistenzen relativ früh nachweisen lassen. Sind die Mykobakterien resistent gegen die Arzneien der Standardtherapie, wird empfohlen, mindesten zwei Medikamente durch andere Tuberkulostatika zu ersetzen[40]. Infrage kommen die Aminoglykoside Capreomycin und Kanamycin, die Fluorchinolone Ofloxacin und Levofloxacin, Ciprofloxacin und Moxifloxacin, die Thionamide Ethionamid, Prothionamid, 4-Aminosalicylsäure (PAS), Cycloserin oder Terizidon. Manchmal wird auch Streptomycin, Amikacin und Protionamid gegeben.

Eine Zeit lang galt das Antibiotikum Linezolid als Wunderwaffe gegen die multiresistente Tuberkulose. Noch heute wird es bei besonders schweren Fällen verwendet, obschon zu 82 % teils gefährliche Nebenwirkungen entstehen. Linezloid schädigt die Blutbildung im Knochenmark, sodass die Patienten an Blutarmut und Infektanfälligkeit leiden. Auch ist Linezolid neurotoxisch und vergiftet den Sehnerv und das periphere Nervensystem[41]. Bei multiresistenter Tuberkulose wird in den ersten drei Monaten mit einer Mischung aus fünf verschiedenen Medikamenten behandelt und danach dauert die Therapie 21 Monate. Trotz alldem ist die Aussicht auf einen Erfolg geringer als bei einer unkomplizierten Tuberkulose.

Bei Mäusen war eine Kombinationen aus Bedaquilin Sutezolid mit Rifapentin wirksam[42].

Inzwischen wurde Bedaquilin (Sirturo®), Delamanid (Deltyba®) 4-Amino-Salicylsäure (Granupas®) als Tuberkulosetherapie zugelassen. Manchmal wird Thioridazin zugegeben, da es die Resistenzbildung hinauszögern soll[43]. Deshalb wird derzeit dessen Einsatz in Kombination mit den Antibiotika untersucht.

Engt ein befallener Lymphknoten die Bronchien ein oder ist eine Miliartuberkulose entstanden, so wird länger behandelt und wenn die Hirnhaut entzündet ist, wird ein Kortikosteroid, meistens Prednisolon oder Dexamethason, dazugegeben[44]. Besonders schwierig ist die Behandlung der Tuberkulose bei HIV-infizierten Patienten, da sich die Medikamente mit denjenigen gegen die HI-Viren nicht vertragen.

Die Tuberkulose und die Naturheilkunde

Um das Jahr 1900 beobachtete der Engadiner Arzt Oskar Bernhard, dass die Bauern Fleischstücke tagelang im freien an die Sonne aufhängten, um sie haltbar zu machen.

Er dachte, wenn das Sonnenlicht Krankheitserreger im Fleisch abtötet, so müsste es dies auch bei Menschen tun. Er ordnete an, dass man schlecht heilende Wunden intensivem Sonnenlicht aussetze und stellte fest, dass schon nach 90 Minuten die Wunden besser aussahen. Sein Erfolg wurde bekannt. Darum eröffnete der Westschweizer Arzt Professor Auguste Rollier in Leysin die erste Klinik für Heliotherapie der Tuberkulose.

Rollier ergänzte das therapeutische Sonnenbaden mit viel Bewegung und Arbeit. Fast nackt liess er seine Patienten unter freiem Himmel turnen und Gartenarbeit verrichten und die Therapie erwies sich als äusserst wirksam. Rollier baute mehrere „Sonnenkliniken“ und wurde, gemeinsam mit Oskar Bernhard, für den Medizin-Nobelpreis nominiert. Auch in Davos entstand eine grosse Höhenklinik, wo viele Kinder von Tuberkulose geheilt wurden, bis in den 1940er-Jahren die Tuberkulostatika die Sonnentherapie ersetzten.

Sebastian Kneipp erkrankte als Theologiestudent an Tuberkulose. Da entdeckte er in der Bibliothek der Universität ein kleines Büchlein von J.S. Hahn zur Hydrotherapie und heilte seine Lungentuberkulose im Winter durch ein tägliches Bad in der Donau. Als Clemens von Boenninghausen, Professor an der Westfälischen Wilhelmsuniversität und erster Kaiserlicher Landrat des Kreises Coesfeld, schwer an Tuberkulose erkrankte, wurden ihm Erfolge von Dr. Samuel Hahnemann aus Köthen bekannt. Er wandte sich an ihn und erhielt von ihm nach einer brieflichen Anamnese eine Hochpotenz von Pulsatilla pratensis zugesandt. Da seine Lungentuberkulose damit heilte, wandte er sich der Homöopathie zu und wurde einer der besten homöopathischen Ärzte der Geschichte.

Bedenkt man die teils gefährlichen Nebenwirkungen und die enorme Toxizität einiger Tuberkulostatika und die schwierige Herausforderung kompliziertere Verläufe der Tuberkulose, mit oder ohne AIDS, zu heilen, würde es Sinn machen, auf die Wirkungen der Sonnenlichttherapie, der Naturheilkunde und der klassischen Homöopathie zurückzukommen und sie mindestens zusätzlich einzusetzen. Doch ist der Geist der Ärzte heute derart eng auf die Pharmakotherapie fixiert, dass diese ärztliche Kunst in Vergessenheit geraten ist, zum grossen Leid vieler Patienten.

Das Asthma bronchiale

Das Wort Asthma bedeutet in Altgriechisch „Atemnot und Atembeklemmung". Die Weite der feinsten Bronchien in der Lunge wird durch Reflexe gesteuert. Wird die Schleimhaut in den feinsten Bronchien durch ein Allergen gereizt, so verengen sich diese nicht nur durch Schwellung und Entzündung, sondern auch durch einen Reflex des vegetativen Nervensystems. Die Weite der feinen Bronchien wird durch die Spannung der glatten Muskelfasern der Wände der Bronchien bestimmt. Sowohl die feinsten Bronchien, als auch die Wände der feinsten Arterien der Lunge enthalten β2-Rezeptoren des sympathischen Nervensystems. Bei körperlicher Anstrengung und Stress schütten die Nebennieren Adrenalin aus, das die β2-Rezeptoren stimuliert. Dadurch erweitern sich sowohl die feinen Bronchien, als auch die feinsten Arterien, sodass man freier atmen kann. Hinzu kommt, dass die innerste Zellschicht der Gefässe Stickstoffmonoxid freisetzt, das die Blutgefässe stark erweitert.

Hinzu kommt, dass die Reflexe der feinsten Bronchien mit denjenigen der feinsten Gefässe verschaltet sind. Werden die feinsten Bronchien durch ein Allergen gereizt, so bewirken IgE-Antikörper, dass die Mastzellen in deren Schleimhaut Histamin, Leukotriene und Bradykinine freisetzen. Diese bewirken nicht nur eine akute Entzündung der Schleimhaut, sondern auch, dass sich die Muskelfasern der Bronchialwände und der Gefässwände kontrahieren und sich nicht nur die Bronchien, sondern auch die Gefässe verengen. Hinzu kommt eine verengende Wirkung der Bronchien durch Reflexe des parasympathischen Nervensystems[45]. Leidet man an Asthma, so wird das Bronchialsystem dauerhaft überempfindlich, sodass bei jeder Reizung der Bronchialschleimhaut ein Asthmaanfall entsteht. Dabei bildet sich in den Bronchien eine Schwellung der Schleimhaut und viel Schleim und das Bronchialsystem reagiert auf verschiedenste Reize mit Verengung.

Nach den Statistiken der WHO leiden 5 % der Erwachsenen und 7–10 % der Kinder an Asthma bronchiale. Doch unterscheidet sich die Häufigkeit in verschiedenen Regionen sehr stark. In Vietnam leiden nur 1 % der Erwachsenen an Asthma, in Australien dagegen 21,5 %, in Schweden 20,2 % und in Deutschland 7,5 %. In vielen Ländern hat die Häufigkeit jedes Jahr zugenommen, während diese Progression in den westlichen Ländern zum Stillstand gekommen ist[46].

Nicht jedes Asthma ist durch Allergie verursacht. So unterscheidet man allergisches (extrinsisches) Asthma von nicht-allergischem (intrinsischem) Asthma. Zu 90 % sind jedoch diese beiden Formen des Asthmas gemischt. Beim allergischen Asthma entstehen die Symptome nach dem Einatmen des Allergens durch eine Sofortreaktion vom Typ 1. Doch kann es oft nach 6–12 Stunden zu einer Spätreaktion kommen. Bei Kindern ist allergisches Asthma häufiger, bei Erwachsenen die nicht-allergische Form. Rauchen Eltern in der Wohnung, so erkranken ihre Kinder wesentlich häufiger an Asthma bronchiale. Auch gibt es Unterschiede je nach der Kultur und Zivilisation der Menschen[47].

Die nervale und hormonelle Anpassung der Atmung

Eine Überdehnung der Lunge wird durch den sogenannte *„Hering-Breuer-Reflex“* verhindert. Wird die Lunge zu leer, so bewirkt der sogenannte *Head-Reflex* ein sofortiges Einatmen. Die Atmung kann durch verschiedene Zentren des Gehirns, durch die Grosshirnrinde, das limbische Systems und den Hypothalamus-Kern angeregt werden. Dies geschieht bei körperlicher Aktivität oder bei Angst und anderen Emotionen. Zudem gibt es in der Muskulatur Rezeptoren, welche das Atemzentrum anregen. Dies geschieht auch durch Schmerzrezeptoren, die im ganzen Körper vorhanden sind. Die Stresshormone Adrenalin und Cortisol der Nebenniere und das Schilddrüsenhormon Thyroxin regen das Atemzentrum ebenfalls an, während die Druckrezeptoren der Haut es beruhigen. Eine ganz wichtige Steuerung der Atmung bewirken die Chemorezeptoren, welche den Gehalt an Sauerstoff und den Kohlensäuregehalt des Blutes sowie dessen Säuregehalt (pH) laufend messen. Der stärkste Antrieb für die Atmung entsteht, wie schon beschrieben, wenn der Gehalt an Kohlensäure ansteigt, während ein Abfall des Sauerstoffgehalts und des pH die Atmung weniger stark anregen als der Kohlensäuregehalt.

Zum Vorgang und dem Entstehen des Asthma bronchiale

Drei pathophysiologische Abläufe sind für das Asthma typisch:

Die Entzündung der Bronchien

Allergene oder andere Reize lösen eine Entzündungsreaktion der Bronchialschleimhaut aus. Diese Entzündung hat eine zentrale Bedeutung. Neben Mastzellen und den Botenstoffen, die sie ausschütten, wie Histamin, Leukotriene und Bradykinin, spielen bei der allergischen Entzündung eosinophile Granulozyten und T-Lymphozyten eine wichtige Rolle.

Die Hyperreagibilität der Bronchien

Bei den meisten Asthmatikern lässt sich eine allgemeine Überempfindlichkeit der Atemwege gegen jegliche Reize nachweisen. Dies kann durch eine Inhalation von Substanzen, welche die Atemwege reizen, getestet werden. Dazu verwendet man Methacholin oder Histamin. Auch testet man, ob die Bronchien bei körperlicher Anstrengung sich verengen, was bei Kindern oft der Fall ist oder durch eine Provokation mit ganz kalter Luft. Wie diese übermässige Empfindlichkeit zustande kommt, ist noch nicht vollständig geklärt. Doch soll das Neuropeptid „Substanz P“ daran beteiligt sein, das man bei Patienten mit überreagierendem Bronchialsystem nachweisen kann[48].

Die mangelnde bronchiale Reinigung (Clearance)

Die Obstruktion entsteht durch das Schleimhautödem, welches den Durchmesser der kleinsten Bronchien einengt sowie durch Schleim und eine Verkrampfung der glatten Muskulatur der kleinsten Bronchien (Bronchospasmus). Dadurch kann sich die Lunge nicht mehr genügend reinigen, der Schleim kann nicht abfliessen und verstärkt die Schädigung bis hin zu einer vollständigen Verlegung des Lumens der Bronchien.

Die Symptomatik des Asthma bronchiale

Bei einem Asthmaanfall entsteht akute Luftnot (Dyspnoe). Vor allem die Ausatmung ist erschwert und beim Ausatmen hört man ein pfeifendes Geräusch (exspiratorischer Stridor). Manche Patienten husten dabei, besonders die Kinder. Kinder leiden manchmal bloss an hartnäckigem Husten, sodass die Diagnose oft erst spät gestellt wird. Die Patienten haben Angst und sind unruhig, haben Mühe zu sprechen und oft ist ihnen übel. Typisch für das Asthma ist, dass die Patienten zwischen den Anfällen keine Beschwerden haben.

Manche Medikamente können ein Asthma und einen Heuschnupfen verschlimmern. Dazu gehört die Acetylsalicylsäure (Aspirin®). Bei 5 % der Erwachsenen und Kinder wird das Asthma durch Aspirin verursacht, da sie auf dieses Medikament allergisch reagieren. In dieser Situation kann bei Erwachsenen bereits eine geringe Dosis von 80 mg einen lebensbedrohlichen Asthmaanfall auslösen. Dieselbe Gefahr besteht auch bei einer Einnahme sogenannter „nicht-steroidalen Antirheumatika", wie Ibuprofen (Brufen®, Irfen®) Diclofenac (Voltaren®) oder Indometacin (Indocid®, Indophthal®, Tilur®, Elmetacin®). Paracetamol (Acetalgin®, Dafalgan®, Tramadol®, Ben-U-Ron®, u. v. a.) vertragen Asthmatiker dagegen in der Regel gut. Auch ein Röntgenkontrastmittel, ein Antibiotikum und sogar natürliche Arzneien, wie „Gelee Royal", Echinacea angustifolia, können Asthma auslösen. Darum ist es wichtig, sich vom Arzt beraten zu lassen, bevor man etwas Neues einnimmt. Fühlt man sich nach der Einnahme eines Medikaments oder irgendeiner anderen Substanz eng in der Brust, muss man sofort mit einem Arzt Kontakt aufnehmen.

Auch die Betablocker können Asthma verursachen. Sie werden vor allem gegen Bluthochdruck und Herzinsuffizienz verschrieben, aber auch als Augentropfen gegen erhöhten Augeninnendruck. Sie sind Gegenspieler der Medikamente, welche die Bronchien erweitern. Daher verengen sie die Bronchien, sodass sich die Atemnot verschlimmert. Die weitverbreiteten ACE-Hemmer, die heute als Standardtherapie gegen Bluthochdruck gelten, können die Nebenwirkungen von Asthma-Medikamenten verstärken. Die meisten Sprays, welche Asthmatikern abgegeben werden, enthalten Kortikosteroide, um die Schleimhäute abzuschwellen. Sie bleiben aber nicht in den Lungen und haben bedeutende Nebenwirkungen, denn sie können Herzrasen, Zittern, Unruhe und Schlaflosigkeit verursachen. Wer an Asthma leidet, muss sich deshalb immer gut beraten lassen.

Die Diagnose des Asthma bronchiale

Die Anamnese gibt meistens schon Klarheit. Man lässt die Patienten in ein Peak-Flow-Meter blasen, welches zeigt, dass die Ausatmung behindert ist. Dieses Verfahren nennt man „Tiffeneau-Test". Für die Diagnose hilft eine Lungenfunktionsprüfung (Spirometrie) weiter. Dabei zeigt sich, dass die Vitalkapazität (das Gesamtvolumen der ein- und ausgeatmeten Luft) und das forcierte Ausatmen während einer Sekunde, verzögert ist. Das Verhältnis dieser Sekundenkapazität der Lunge zur forcierten Vitalkapazität (FEV1/FVC) bezeichnet man als „Tiffeneau-Index". Dieser gilt als Mass für die Einengung der Atemwege. Wegen der behinderten Ausatmung sind die Lungen bei Asthma bronchiale überbläht. Mithilfe einer Ganzkörperplethysmografie und der Lungenfunktionsprüfung (Spirometrie) kann man den Atemwegswiderstand und das Ausmass der Lungenüberblähung bestimmen.

Der Peak-Flow- oder Tiffeneau-Test, der die maximale Menge Luft misst, die man in einer Sekunde ausatmen kann, ist meistens schon vor einem Asthmaanfall erniedrigt. Im Röntgenbild erscheint die Lunge überbläht, die Zwerchfelle stehen tief und die Silhouette des Herzens erscheint schmal. Das Elektrokardiogramm kann verschiedene Veränderungen aufweisen. Im akuten Asthmaanfall können diese vielfältig sein.

Wichtig für die Diagnose ist die allergologische Testung, um zu sehen, ob man gegen ein bestimmtes Allergen empfindlich ist oder gegen verschiedene Allergene. Geht es um Arbeitsstoffe, kann ein Provokationstest sinnvoll sein. Beim allergischen Asthma sind meistens die eosinophilen Leukozyten im Blut vermehrt und oft kann man spezifische Arten von Immunglobulin E nachweisen.

Beim allergischen Asthma ist mehr Stickstoffmonoxid in der Ausatmungsluft vorhanden. Dies kann man durch eine sogenannte „FeNO-Messung" nachweisen und dies ermöglicht das Ausmass der Entzündung abzuschätzen. Wird viel Stickstoffmonoxid ausgeatmet, so gilt dies als Indikation für eine Therapie durch Inhalation von Kortikosteroiden[49]. Eine australische Studie wies nach, dass bei schwangeren Asthmatikerinnen ein regelmässiges FeNO-Monitoring das Risiko des Kindes, später an frühkindlichem Asthma zu erkranken, reduziert werden kann[50].

Die Schweregrade des Asthma bronchiale

Bezeichnung	Symptome	FEV1 bzw. PEF (in % des Sollwerts)
1. intermittierend	Tag: ≤ 1 × pro Woche Nacht: ≤ 2 × pro Monat	≥ 80 %
2. persistierend, leicht	Tag: < 1 × täglich Nacht: > 2 × pro Monat	≥ 80 %
3. persistierend, mittelgradig	Tag: täglich Nacht: 1 × pro Woche	60–80 %
4. persistierend, schwer	Tag: ständig Nacht: häufig	≤ 60 %

Die offizielle Therapie des Asthma bronchiale

Einerseits verordnet man Medikamente, welche die Bronchien erweitern, andererseits Kortikosteroide, um die allergische Entzündung zu unterdrücken. Diese können in der Regel als Dosieraerosole oder mit Pulverinhalatoren verabreicht werden. Eine Therapie gegen die Ursachen des Asthma bronchiale wird in der Regel nicht angestrebt.

Medizinische Massnahmen ausserhalb der Krise

Oft wird empfohlen, eine FFP3-Atemschutzmaske zu tragen und immer wird eine Intervall-Inhalationstherapie mit einem β2-Sympathomimetikum zur Erweiterung der Bronchien durchgeführt, meistens kombiniert mit einem Glukokortikoid. Ist eine Allergie nachweisbar, so muss man dafür sorgen, dass das auslösende Allergen, soweit dies möglich ist, nicht mehr vorhanden ist. Beim Bäckerasthma ist immer ein Berufswechsel notwendig. Hunde, Katzen oder andere

Haustiere mit Fell muss man von sich fernhalten. Wenn das Asthma durch Milben oder Pollen ausgelöst wird, kommt eine Desensibilisierung in Betracht. Diese ist aber nur möglich, wenn man gegen nur ganz wenige Allergene allergisch reagiert.

Die offiziellen Richtlinien zur Therapie des Asthma bronchiale sehen folgende Behandlungsstufen vor, je nach dem Schweregrad der Krankheit[51].

Die Leitlinien zur Dauermedikation

Stufe 1: intermittierendes Asthma
Keine Dauermedikation notwendig.

Stufe 2: leichtgradiges Asthma
- Inhalation eines niedrig dosierten, lokal wirkenden Glukokortikoides,
- eventuell eine zusätzliche Immunsuppression durch Einnahme eines Leukotrienrezeptor-Antagonisten, zum Beispiel Montelukast (Singular®, Lukair®) und
- bei Kindern und Jugendlichen eventuell Cromoglicinsäure (Nalcrom®) zur Stabilisierung der Mastzellen.

Stufe 3: mittelgradiges Asthma
- Entweder Inhalation eines lokal wirksamen Glukokortikoides in mittlerer Dosierung oder Inhalation eines lokal wirksamen Glukokortikoides in niedriger Dosierung kombiniert mit der Inhalation eines lang wirksamen β2-Sympathomimetikums Salmeterol (Serevent®) oder Formoterol (Symbicort®),
- alternativ kann zu einem inhalativ wirksamen Glukokortikoid in niedriger Dosierung zusätzlich Montelukast (Singulair®) oder Theophyllin (Aminophyllin®, Unifil®) zum Einnehmen gegeben werden.

Stufe 4: schweres Asthma
- Inhalation eines hoch dosierten Glukokortikoides, zusammen mit einem lang wirksamen β2-Sympathomimetikum,
- in begründeten Fällen kann das inhalierte β2-Sympathomimetikum durch Montelukast allein oder mit Theophyllin kombiniert, ersetzt werden.

Stufe 5: sehr schweres Asthma
(Zusätzlich zur Behandlung nach der Stufe 4)
- Einnahme eines Glukokortikoides (z.B. Prednisolon),
- oder bei Erwachsenen oder Kindern ab 12 Jahren mit schwerem, persistierendem allergischem Asthma mit erhöhter Zahl der eosinophilen weissen Blutkörperchen im Blut: ein monoklonaler anti-IgE-Antikörper, Omalizumab (Xolair®),
- Oder monoklonale Antikörper gegen Interleukin-5: Mepolizumab (Nucala®), Reslizumab (Cinquaero®) oder Benralizumab (Fasenra®).

Als Ultima Ratio, wenn dies alles nicht genügt um das Asthma zu beruhigen, kommt es vor, dass eine Lungenspiegelung in Narkose vorgeschlagen wird für eine sogenannte bronchiale Thermoplastie, bei der man versucht mit hochfrequentem Strom die Dicke der Muskelschichten in den Wänden der feinen Bronchien zu reduzieren.

Diese Leitlinien zeigen deutlich die Grenzen der Wirksamkeit der symptomunterdrückenden Therapie des Asthma bronchiale. All diese Arzneien haben ihre zum Teil gefährlichen Nebenwirkungen und interagieren mit anderen Medikamenten, welche die Patienten möglicherweise sonst schon einnehmen müssen. Noch immer gibt es Patienten, welche so behandelt werden und trotzdem weiterhin rauchen. Immer gibt es bei Asthma zudem eine psychosomatische Teilursache, welche beim Arzt eine entsprechende Schulung, viel Zeit und Verständnis erfordert, was in der Regel nicht vorhanden ist.

Die Leitlinien zur Therapie des Asthmaanfalls

Ein akuter Asthmaanfall kann lebensbedrohlich sein, besonders im Extremfall, wenn er sich kaum beruhigen lässt: einem „Status asthmaticus". Die Leitlinie empfiehlt folgendes Vorgehen:

- Sauerstoffinhalation über eine Sonde oder Maske, um eine Sauerstoffsättigung im Blut von mindestens 90 % zu erreichen und bei Schwangeren und Patienten mit Herzkrankheiten mehr als 95 %[52].
- Inhalation zur Erweiterung der Bronchien mit einem kurzwirksamen β2-Agonisten: Salbutamol (Ventolin®), Fenoterol (Berodual®) oder Terbutalin (Bricanyl®) und wenn dies nicht genügt subkutan oder intravenös injiziert oder als Infusion.
- Zusätzlich kann, wenn nötig, mit einem Vernebler eine Inhalation eines Anticholinergikum gegeben werden, zum Beispiel Ipratropiumbromid (Atrovent®) eine Inhalation von Adrenalin oder falls nötig Adrenalin oder Terbulatin (Bricanyl®) intramuskulär.
- Zur Entzündungshemmung wird eine intravenöse Injektion eines Glukokortikoides empfohlen: Methyl-Prednisolon oder Prednisolon oder Prednison rektal gegeben.
- Wenn dies noch immer nicht genügt, kann durch eine intravenöse Verabreichung von Magnesiumsulfat eine weitere Bronchodilatation erreicht werden[53].
- Wenn der Asthmaanfall auf all dies immer noch nicht genügend anspricht, wird empfohlen, zusätzlich ein Xanthin, zum Beispiel Theophyllin intravenös zu injizieren oder schlimmstenfalls eine Narkose mit Ketamin durchzuführen.

Asthma und Sport

Wer an Asthma bronchiale leidet, darf sich trotzdem körperlich trainieren und Sport betreiben, denn es ist nachgewiesen, dass sich dies positiv auf die Heilung auswirken kann.

Wissenschaftliche Untersuchungen zu den Ursachen des Asthma bronchiale

Metaanalysen haben ergeben, dass Kinder, deren Eltern beide an allergischem Asthma leiden, zu 60–80 % ebenfalls an Asthma erkranken. Kinder von Eltern, die während der Schwangerschaft rauchen und sehr frühgeborene Kinder sind besonders gefährdet. Auch erhöht eine zu starke Gewichtszunahme der Mutter in der Schwangerschaft, eine antibiotische Therapie, eine Schmerztherapie mit Paracetamol oder Stress während der Schwangerschaft sowie eine Entbindung durch Kaiserschnitt das Risiko für das Kind. Nach der Geburt erhöhen schwere Atemwegsinfekte mit dem „respiratorischen Syncytial-Virus" das Risiko sowie ein Übergewicht oder eine Adipositas des Kindes. Auch erhöhen Dämpfe von Schimmelpilzen in Innenräumen das Risiko bedeutend, wie auch eine allgemeine Luftverschmutzung. Gestillte Kinder erkranken deutlich weniger häufig in ihrem späteren Leben an Asthma bronchiale. Man nimmt an, dass es auch eine vererbte Teilursache gebe, ohne dass dies genetische geklärt werden konnte. Auf der Insel Tristan da Cunha, einer äusserst abgelegenen Inselgruppe im südlichen Atlantik, leben 243 Menschen, von denen jeder Zweite an Asthma bronchiale leidet. Man führt dies auf Vererbung zurück[54].

Bei fast einem Viertel der Menschen mit Heuschnupfen entsteht nach mehr als 10 Jahren ein Asthma bronchiale. Während anfangs meistens nur ein bestimmtes Allergen verantwortlich ist, reagieren die Patienten mit der Zeit auf immer mehr Allergene, sodass es unmöglich wird, den Kontakt zu diesen zu vermeiden. Bauernkinder, deren Mütter während der Schwangerschaft ständig Kontakt zu Tieren, Getreide und Heu haben, erkranken in ihrem Leben seltener an allergischem Asthma und seltener an Hautallergien[55].

Virusinfektionen der Atemwege gelten als die bedeutendsten Auslöser von Asthmaanfällen. Am meisten verbreitet ist das gewöhnliche Erkältungsvirus („Rhinovirus" [RV]). Dieses Virus unterscheidet sich von anderen Viren durch seine grosse Vielfalt an Genotypen, denn es gibt etwa deren 170. Es vermehrt sich besonders schnell in unseren Zellen und schafft ein entzündliches Umfeld, das die Th2-Schiene der CD-Helferzellen unseres Immunsystems negativ beeinflusst. Dieses RS-Virus ist mit allergischem Asthma assoziiert.

In den Atemwegen gibt es, wie schon beschrieben, genauso wie im Darm, ein Mikrobiom, bei welchem gesunde Keime krankmachende Erreger bekämpfen. Bei Menschen mit Asthma ist eine Fehlbesiedlung in den Atemwegen vorhanden. Diese bewirkt, dass die Schleimhautbarriere der Atemwegen undicht wird. Dabei wird auch ungenügend Interferon gebildet. Interferone sind Proteine, die während einer Immunreaktion gebildet werden. Umweltbelastungen, ein niedriger Vitamin-D-Spiegel und ein Mangel an Omega-3-Fettsäuren in der Ernährung erhöhen das Risiko für Virusinfektionen der Atemwege. Ob Virusinfektionen Asthma verursachen oder nur Anfälle auslösen, darüber sind sich die Wissenschaftler noch nicht einig. Das „Respiratory Syncytial Virus (RSV)" ist der wichtigste Verursacher einer Entzündung der kleinsten Bronchien (Bronchiolitis). Nach dem 1. Lebensjahr findet man es vermehrt in den Atemwegen. Atembeschwerden, welche durch eines dieser Viren verursacht werden, sind mit späterem Asthma assoziiert. Dabei gilt das Rhinovirus (RV) des gewöhnlichen Schnupfens als Risikofaktor für ein späteres allergisches (atopisches) Asthma, während das Respiratory Syncytial Virus (RSV) eher mit einem späteren nicht-allergischen Asthma assoziiert ist. Die Inhalation mit einem Glukokortikoid verringert während einer Infektion mit dem Rhinovirus eine keuchende Atmung und reduziert die Häufigkeit von Asthmaanfällen. Palivizumab (Synagis®) ist ein monoklonaler Antikörper, der gegen das Respiratory Syncytial Virus (RSV) verwendet wird. Es wurde nachgewiesen, dass dieses Medikament ein rezidivierendes, nicht allergisches Asthma bronchiale vermindern kann[56].

Ein nicht-allergisches Asthma kann durch andere Reize verursacht werden, durch Infektionen, meist der Atemwege, durch Medikamentenunverträglichkeiten (Analgetika-Asthma), durch Betablocker oder Cholinesterasehemmer, durch Lösungsmittel, eiskalte Luft und durch Magensäure bei gastroösophagealem Reflux. Manche Zusammenhänge und Ursachen des Asthmas sind aber noch nicht geklärt. Raumsprays und sprühbare Reinigungsmittel erhöhen das Risiko eines Asthma bronchiale[57]. Aus Tierversuchen gibt es Hinweise, dass das Rauchen auch über Generationen hinweg Asthma verursachen kann[58]. Für Menschen muss dies noch bestätigt werden[59].

Nichtübertragbare Krankheiten (NCDs) und chronische Atemwegserkrankungen (CRDs) sind weltweit die Hauptursachen für die Morbidität und Mortalität der Menschen. Die neuesten Erkenntnisse stammen aus den Berichten der „Global Burden of Diseases Study (GBD)" von 2017. Weltweit gab es 3,2 Millionen Todesfälle aufgrund einer chronisch obstruktiven Lungenkrankheit (COPD) und 495 000 Todesfälle aufgrund von Asthma bronchiale. COPD war die siebthäufigste Ursache für verlorene Lebensjahre. Weltweit wurden der WHO 545 Millionen Menschen mit chronischen Atemwegserkrankungen gemeldet: etwa 50 % mit chronisch obstruktiver Lungenkrankheit (COPD) und 50 % mit Asthma bronchiale. 22,8 Millionen Menschen sind wegen Asthma bronchiale in ihrem Leben stark behindert. In Norditalien, wo die Luftverschmutzung massiv ist, leiden 9,1 % und in Mittelitalien 6,8 % der Menschen an chronisch obstruktiver Lungenkrankheit (COPD) und davon 3,2 % an Asthma bronchiale. Als grösste Risikofaktoren für das Asthma bronchiale gelten das Rauchen, Übergewicht, die Belastung der Luft mit Feinstaubpartikeln aus Dieselabgasen, hohe Ozonwerte in der Luft, eine berufliche Exposition mit Feinstaub, Gasen und Dämpfen und das Passivrauchen. Bis zum Jahr 2040 wird eine starke Zunahme der obstruktiven Lungenkrankheiten vorausgesagt[60].

Das Asthma ist in den Industrieländern zur häufigsten chronischen Krankheit der Kinder geworden und auch in „Entwicklungsländern" wird es immer häufiger. Doch gibt es grosse Unterschiede zwischen Ländern und Kontinenten. Die rasche, starke Zunahme kann nicht durch Vererbung erklärt werden. Weltweit verbringen die Menschen mehr als 80 % in Innenräumen. Als ein Grund wird die immer stärkere Isolierung der Häuser und Abdichtung der Fenster vermutet, sodass kaum mehr Frischluft in die Häuser gelangen kann. Mehrere epidemiologische Studien weisen darauf hin, dass zu dichte Fenster im Kindesalter Asthma verursachen können. Als stärkstes Innenraumrisiko gelten der Tabakrauch, die Nähe der Wohnung zu stark befahrenen Strassen und Schimmelpilze durch Feuchtigkeit im Hause. Man nimmt an, dass Hausstaubmilben und Tierhaare bei Kindern oft Asthma auslösen, doch gilt dies als noch nicht genügend nachgewiesen. Bei Renovationsarbeiten werden die Innenräume mit flüchtigen organischen Verbindungen belastet und bei Reinigungsarbeiten mit Chlordämpfen, welche die kindliche Lunge für Asthma bronchiale gefährden[61]. Offiziell gelten für Kinder eine genetische Veranlagung, Umwelteinflüsse und epigenetischen Prägungen als Ursachen für das Asthma bronchiale. Epigenetische Prägungen sind vererbte erworbene Eigenschaften, bei denen nicht die Gensequenz, sondern die Aktivität der Gene verändert wurde. Man nimmt an, dass dies zu einer Veränderung im Immunsystem geführt habe, sodass die Th2-Helferzellen übermässig gebildet werden, welche zum kindlichen Asthma wesentlich beitragen. Dies ist wissenschaftlich anerkannt. Ebenfalls anerkannt ist, dass die Muttermilch und gewisse frühe Infektionen des Kindes die Entwicklung der Th1-Helferzellen fördern, indem mehr entzündungshemmende Zytokine gebildet werden, welche das Kind vor Asthma schützen.

Die Wissenschaftler suchen nach Gründen, weshalb die Prävalenz des Asthma bronchiale bei Kindern und Jugendlichen in den letzten 30 Jahren dramatisch zugenommen hat. Bei Kindern gelten eine familiäre Belastung und eine Sensibilisierung gegenüber einem oder mehreren Innenraumallergenen als die wichtigsten Risikofaktoren. Manche Studien deuten darauf hin, dass die Zunahme des Asthmas Teil einer allgemeinen Zunahme atopischer Erkrankungen sei. Amerikanische Daten deuten jedoch darauf hin, dass der Heuschnupfen bereits 1960 verbreitet war. Die Wissenschaftler halten für unwahrscheinlich, dass die beobachtete Zunahme von Milben, Küchenschaben und Haustieren dies erklären könne[62].

Die bronchiale Hyperreagibilität

Bei den meisten Asthmatikern lässt sich eine unspezifische bronchiale Hyperreagibilität (allgemeine Atemwegsüberempfindlichkeit gegen Reize) nachweisen. Dies lässt sich oft durch eine Inhalation von Reizsubstanzen, wie zum Beispiel Methacholin oder Histamin objektivieren. Man findet sie aber auch oft bei Kindern, welche ihre Bronchien überanstrengen durch Umherrennen und bei anderen lässt sie sich durch eine Provokation mit Kaltluft nachweisen. Die Substanz P, ein Neuropeptid das man in den Atemwegen nachweisen kann, soll an der Pathogenese der bronchialen Hyperreagibilität beteiligt sein[63].

Die ungenügende bronchiale Reinigung (Clearance)

Obstruktion nennt man die Verengung des Lumens der Atemwege, eine Verkleinerung des verfügbaren Querschnitts in den feinen Bronchien, infolge von Schleimhautödemen, vermehrter und gestörter Schleimsekretion (Hyperkrinie bzw. Dyskrinie) und von Bronchospasmen, einer Verkrampfung der glatten Muskulatur der Bronchien. Durch die Obstruktion wird die Selbstreinigung der Lunge ungenügend: Das Sekret kann nicht abfliessen und verstärkt die Schädigung der Schleimhaut bis hin zur vollständigen Verlegung feiner Bronchien, die man Bronchialausgüsse nennt.

Asthma bronchiale und die Ernährung

Die drastische Zunahme der Häufigkeit des allergischen Asthma bronchiale wird heute darauf zurückgeführt, dass sich die „westlichen Ernährungsgewohnheiten" immer mehr durchgesetzt haben. Kinder, die das Glück hatten, dass die Mutter sie stillen konnte, erkranken, wie schon gesagt, viel seltener an Asthma bronchiale. Die Muttermilch ist ein Meisterwerk der Natur. Ihre geniale Zusammensetzung haben wir in unserem Bircher-Benner Handbuch Nr. 15: „Für die Ernährung während der Schwangerschaft und Stillzeit", beschrieben. Sie enthält eine Vielzahl von Substanzen, welche eine gesunde Entwicklung des kindlichen Immunsystems und eines gesunden Mikrobioms im kindlichen Darm fördern. Dazu gehören gewisse Allergene, Zytokine, Immunglobuline, mehrfach ungesättigte Fettsäuren, Carotinoide und Chemokine. Eines dieser Zytokine, der „Transforming Growth Factor β", wirkt besonders stark modulierend auf das Immunsystem gegen überschiessende Reaktionen und auf die Bildung eines gesunden Milieus im kindlichen Darm. Eine gesunde Zusammensetzung der Mikroben im Darm ist für eine gesunde Reifung des kindlichen Immunsystems entscheidend. Bei Säuglingen, die in den ersten Lebenswochen mit Flaschennahrung ernährt werden, entwickelt sich eine viel kleinere Vielfalt von Bakterien im Darm und sie neigen zu Ekzemen und Asthma bronchiale.

In einer Untersuchung an übergewichtigen Menschen ist nachgewiesen worden, dass man ihr Asthma bronchiale durch intermittierendes Fasten deutlich bessern konnte. Durch das Fasten verminderten sich auch die Biomarker für Entzündungen, der Tumornekrosefaktor α (TNF-α) und diejenigen für oxidativen Stress: das Nitrotyrosin, 8-Isoprostan und die Carbonylproteine[64]. Die CD-4-Th-1-Helferzellen kontrollieren das Immunsystem gegen überschiessende Reaktionen, während die CD-4-Th-2-Helferzellen Entzündungen anfachen. In einer Studie mit 63 Patienten wurde die Bildung der Th-1-Lymphozyten durch intravenöse Injektionen mit einem TLR9-Agonisten angeregt und dies besserte ihr Asthma deutlich[65]. Eine viel einfachere natürliche Möglichkeit, die Th-1-Schiene der CD-4-Helferzellen anzuregen, welche gegen Allergien wirksam sind, ist die tägliche Einnahme von mindestens 5 Esslöffeln kalt gepresstem Leinöl. Dieses enthält zu rund 60 % Linolsäure, und diese wird im Stoffwechsel in die beiden wirksamen Omega-3-Fettsäuren umgewandelt, in die Eicosapentaensäure (EPA) und die Docosahexaensäure (DHA). Das Leinöl enthält im Gegensatz zu fetten Fischen, in denen diese beiden Fettsäuren direkt vorhanden sind, kein Quecksilber und nicht die Toxine der heute stark verschmutzten Meere und auch nicht die Antibiotika und Hormone aus Fischzuchtteichen. Kalt gepresstes Leinöl ist, wenn es nicht ranzig ist, praktisch geschmacklos und kann in das Birchermüesli und in die Salatsauce gegeben werden.

Als Ballaststoffe bezeichnet man die Zellulosehaltigen Bestandteile der pflanzlichen Nahrungsmittel. Heute ist wissenschaftlich anerkannt, dass eine ballaststoffreiche Ernährung allergisches Asthma bessert. Die Ballaststoffe werden durch Darmbakterien zu kurzkettigen Fettsäuren abgebaut, welche das Milieu im Darm und dessen Besiedlung bessern, und dies wirkt sich auf die Blutbildung und auf die Schleimhäute der Atemwege günstig aus[66]. Dem entspricht die Tatsache, dass die Allergien in der Bevölkerung mit zunehmendem Ersatz ballaststoffreicher Nahrung durch freie Kohlenhydrate, wie Zucker, Weissmehlspeisen sowie durch Fette und zu viel tierisches Eiweiss, jedes Jahr häufiger geworden sind. Auch ist heute wissenschaftlich anerkannt, dass eine pflanzenbasierte Ernährung vor Asthma bronchiale schützt, dass eine Ernährung mit viel Obst und Gemüse und eine starke Reduktion tierischer Nahrung sowie eine Reduktion des Körpergewichts das Risiko an Asthma bronchiale zu erkranken deutlich vermindert und dessen Verlauf bessert. Diese Wirkung wird dem Gehalt an entzündungshemmenden, antioxidativen und immunmodulierenden sekundären Pflanzenstoffe („Phytochemicals“) des Obstes und der Gemüse zugeschrieben[67].

Der Einfluss der Ernährung auf das Asthmarisiko wurde vor allem in epidemiologischen Studien untersucht, während es erst wenige Interventionsstudien dazu gibt. Noch widersprechen sich die Resultate teilweise zu einer Ernährung mit viel Obst und Gemüse, Antioxidantien, Omega-3-Fettsäuren und Ballaststoffen und einer Mittelmeerdiät. Mehrere Studien beweisen jedoch, dass diese Diäten das Asthmarisiko verringern, ganz besonders für kleine Kinder und dass sie sich auf den Verlauf der Krankheit positiv auswirken, während eine typisch „westliche“ Ernährung mit viel gesättigten Fetten, raffiniertem Getreide und Zucker die Entzündung in den Bronchien fördert und ein vorhandenes Asthma bronchiale deutlich verschlechtert.

Adipositas verstärkte in einem Tierversuch mit Mäusen den Transport eosinophiler Zellen vom Knochenmark zum Lungengewebe und verzögerte ihren Durchtritt durch die Bronchialschleimhaut ins Innere. Diese eosinophilen Allergiezellen verbleiben also länger in der Wand der Bronchien, verbunden mit einer Überproduktion von Zytokinen, welche Lymphozyten anlocken und die Entzündung anfachen. In einem weiteren Tierversuch wurde gezeigt, dass bei Mäusen das Eiweiss des Hühnereis Asthma provozieren kann[68]. An stark übergewichtigen Mäusen wurde zudem nachgewiesen, dass der Signalweg des Insulins durch Nitroxigen (NO), also durch oxidativen Stress, gestört wird und dass dies durch Resveratrol aus Früchten und Gemüsen gebessert werden kann. Die Forscher postulieren, dass dies auch beim Menschen so sei, sodass eine Ernährung mit viel Resveratrol und anderen Polyphenolen aus Früchten und Gemüsen das Asthma bronchiale fettleibiger Menschen bessern könne[69].

Besonders gefährdet für Asthma sind adipöse Kinder. Die Adipositas bewirkt Entzündungen durch ein Überwiegen der CD-4-Th-2-Helferzellen. Diese produzieren Zytokine und diese fachen Entzündungen an. Hinzu kommt, dass bei adipösen Kleinkindern ein ungünstiges Verhältnis der Grösse der Bronchien zu den Lungen entsteht. Man nennt dies „Dysanapsis". Auch bei Kindern bewirkt die Adipositas eine Resistenz gegen das Insulin und gegen das Fettgewebshormon Leptin, welches ohne Resistenz den Appetit zügeln würde. Diese Resistenzen sind mit kindlichem Asthma bronchiale assoziiert[70]. Wie genau die Adipositas das Asthmarisiko erhöht, ist noch nicht vollständig klar geworden, jedoch ist wissenschaftlich anerkannt, dass viel Fett, Zucker und minderwertige Nährstoffe den chronischen Entzündungszustand der Bronchien verstärkt[71].

Bei Kindern wurde nachgewiesen, dass ein hoher Salzkonsum die Überreagibilität der Bronchien verstärkt[72]. In Indien wurde festgestellt, dass Asthmatiker viel mehr „Fast Food", gesalzene und frittierte Snacks, Fette, Öle, Zucker, kohlensäurehaltige Getränke essen und trinken, als Menschen ohne Asthma bronchiale[73]. Für Frauen, die an Asthma leiden, ist es ganz wichtig, dass sie ihre Ernährung schon verbessern, bevor sie eine Schwangerschaft planen, und zwar so, dass sie sich mit weniger gesättigten Fetten, Zucker, Weissmehlspeisen oder Fertigprodukten ernähren[74]. Die ideale Ernährung während der Schwangerschaft und Stillzeit, ist in unserem Bircher-Benner Handbuch Nr. 15: „Für die Ernährung in Schwangerschaft und Stillzeit", beschrieben. Sie ist auch für Frauen mit Asthma bronchiale die ideale Diät.

In der sogenannten „Eden-Kohort-Studie" wurden 1140 Mütter mit ihren Kindern befragt. Dabei zeigte sich, dass diejenigen Kinder, deren Mütter sich vor und während der Schwangerschaft mit viel rohem Gemüse ernährten, viel weniger an Heuschnupfen, Asthma bronchiale und atopischem Ekzem erkrankten als Kinder von Müttern mit viel Fleisch in ihrer Nahrung während der Schwangerschaft[75].

35 Patienten, die seit durchschnittlich 12 Jahren an Asthma bronchiale litten und die alle Langzeitmedikamente erhielten, 20 unter ihnen auch Kortison, erhielten während eines Jahres eine strikt vegane Diät. Fast alle Patienten konnten alle Medikamente absetzen oder sie drastisch reduzieren. Die Symptome des Asthmas gingen bei allen deutlich zurück. Bei 71 % erschien schon nach 4 Monaten eine deutliche Besserung und bei 92 % nach 1 Jahr. Die Vitalkapazität, das Volumen der forcierten Exspiration (Tiffeneau-Test) und die körperliche Arbeitskapazität besserten sich bei allen signifikant, wie auch die Werte für das Haptoglobin, IgM, IgE, das Cholesterin und die Triglyceride im Blut[76]. Eine Befragungsstudie zur Ernährung wurde mit 1934 Jugendlichen und ihren Eltern durchgeführt. Die Resultate zeigten, dass diejenigen, deren Ernährung viel Obst enthielt, viel weniger an Asthma bronchiale litten[77].

In Japan wurden 437 Patienten mit stabilem Asthma bronchiale untersucht. Bei Denjenigen, deren Anteil an pflanzlicher Rohkost in der Ernährung hoch war und die sich regelmässig bewegten, war das Asthma viel besser kontrollierbar[78]. Die Zitrusflavonoide Querzetin und Tangeretin modulieren das Immunsystem gegen überschiessende und allergische Reaktionen und zwar auch in den Atemwegen. Eine wissenschaftliche Arbeit untersuchte die antiasthmatische Wirkung von Querzetin auf die Lungen neugeborener, asthmatischer Ratten. Deren Atemwege und Blutgefässe waren deutlich verengt und sie hatten alle Infiltrate mit eosinophilen Zellen in den Lungen. Durch die Behandlung mit Quercetin gingen die Entzündung und die Eosinophilen-Infiltrate stark zurück, wie auch alle Entzündungsmarker. Die Forscher vermuten, dass diese antiasthmatische Wirkung auch für den Menschen zutrifft[79]. Viel Querzetin enthalten Kapern, (1800 mg/kg), Liebstöckel (1700 mg/kg), Äpfel, Zwiebeln besonders in den äussersten Rinden, rote Trauben, Zitrusfrüchte, Brokkoli und andere grüne Blattgemüse, Kirschen, Himbeeren und Heidelbeeren (158 mg/kg Frischgewicht). Besonders viel Tangeretin enthalten alle Zitrusfrüchte.

Unsere jahrzehntelange Erfahrung hat gezeigt, dass das allergische Asthma bronchiale durch eine Heildiät aus veganer Pflanzenkost mit hohem Rohkostanteil von mehreren Monaten in aller Regel geheilt werden kann. Wir haben bei den Patienten immer eine allergologische Testung der IgG-4-Antikörper gegen 264 Nahrungsmittel durchgeführt. Diejenigen Nahrungsmittel mit hohem Titer musste man 1 ½ Jahre ganz weglassen, die mit ¾ Reaktion 1 Jahr, diejenigen mit ½ Reaktion ¾ Jahre lang und diejenigen mit ¼ Reaktion während der ersten drei Monate der Diät. Dann konnte man sie nach und nach vorsichtig wieder einführen. Die Bedingung dafür, dass das Asthma nicht wiederkehrt, ist aber, dass man nach der Rohkostdiät sich danach mit einer veganen Vollwertkost mit ¾ Rohkostanteil ernährt und erst nach drei Jahren vorsichtig und nur wenige gesäuerte Milchprodukte hinzufügt, um mit unserer vegetarischen Vollwertkost gesund zu bleiben. Allerdings muss man ergänzen, dass wir die Patienten immer auch gleichzeitig homöopathisch behandelt haben, um epigenetische Prägungen zu löschen.

Die homöopathische Therapie des Asthma bronchiale

Die Homöopathie ist eine reine Informationstherapie. Wie in der Informatik, entsteht die Wirkung immateriell, das heisst, auf rein informativem Weg. Die Homöopathie wurde vor mehr als 200 Jahren vom genialen deutschen Arzt Samuel Hahnemann entdeckt und systematisch erforscht. Damals kannte man die Loschmidt'sche Zahl noch nicht. Man wusste also noch nicht, ab welcher Verdünnung eine Lösung keine Materie mehr enthält und doch vermutete Hahnemann bereits damals, dass die Wirkung hoher Potenzen nicht durch Materie, sondern durch eine rein immaterielle Information zustande kommt. Er entdeckte den homöopathischen Weg bei der Therapie der Malaria, indem er beobachtete, dass das damals angewandte Chinin bei Gesunden periodische Fieberschübe erzeugte, welche denjenigen der Malaria entsprachen und dass diese durch Chinin zurückgingen. Da er mit den starken Nebenwirkungen des Chinins nicht zufrieden war, begann er zu erforschen, ob und bis zu welchem Grad einer Verdünnung und Aufschüttelung die Arznei noch wirksam sei. Dabei zeigte sich, dass die Wirkung der Arznei immer stärker wurde, je höher diese „Potenzierung" war und die Nebenwirkungen geringer wurden. Er entdeckte, dass die potenzierte Arznei auch bei gesunden Menschen vorübergehende Veränderungen bewirkte und erforschte dies systematisch in Versuchen mit möglichst vielen Freiwilligen gesunden Personen. Die Probanden notierten sorgsam alle körperlichen und seelischen Veränderungen, die sie nach der Einnahme beobachten konnten, ohne zu erfahren, welche Arznei sie erhalten hatten. Diejenigen Symptome, welche bei allen oder bei den meisten Probanden entstanden, wurden zu einem Arzneibild zusammengefasst. Soll die Arznei wirken, so müssen die Symptome, die man aus der Arzneimittelprüfung entnommen hat, mit denjenigen des Patienten möglichst exakt übereinstimmen. Seither wurde die Homöopathie weltweit weiterentwickelt. Sie hat sich als äusserst wirksam erwiesen, unter der Voraussetzung, dass die Symptomatik des Patienten mit derjenigen des „Arzneibildes", das die Arznei beim Gesunden erzeugt, exakt übereinstimmt. Beim Asthma bronchiale ist die gestörte Regulation des Bronchialsystems von grosser Bedeutung, wie auch das seelische Befinden und die Ängste des Patienten. Dies sind alles keine materielle, sondern rein informative Phänomene, welche bei korrekter Wahl der Arznei wirksam beeinflusst werden können.

Bei einer homöopathischen Behandlung des Asthma bronchiale erscheinen manchmal die Symptome in umgekehrter Reihenfolge wieder, bis zur Heilung. Wenn das Asthma besser wird, erscheint gelegentlich der Heuschnupfen wieder, auch frühere Hauterscheinungen kommen manchmal vorübergehend wieder zurück. Das wird von vielen als unangenehmer empfunden als die lediglich gelegentlich auftretende Luftnot. Dabei berücksichtigen sie nicht, dass das Asthma sie vital gefährdet und dass sie eine chronisch entzündliche Lungenerkrankung haben, die auf Dauer und mit steigendem Alter ihre Lebensqualität und Lebenserwartung immer mehr einschränken wird. Der homöopathische arbeitende Arzt oder Heilpraktiker benötigt oft viel Erfahrung und psychologisches Verständnis, um den Patienten auf dem richtigen Weg begleiten zu können.

Zum Etagenwechsel

Wir haben gesehen, dass eine allergische Rhinitis mit der Zeit die „Etage" wechselt, indem sie tiefer eindringt, bis in die Bronchien, bis zum Asthma bronchiale. Die Allergologen nennen dies einen *Etagenwechsel.* Viele Patienten, die an einem atopischen Ekzem (Neurodermitis) leiden, entwickeln bei unterdrückender Behandlung mit Kortikosteroiden ein Asthma bronchiale. Oft wurde die Haut durch die symptomunterdrückende Behandlung vorübergehend besser und verlagerte sich die Symptomatik in die Bronchien. Der erfahrene Arzt beobachtet nicht selten, dass bei langdauernder, die Symptome unterdrückender Therapie des Asthmas, ein weiterer „Etagenwechsel" entsteht, indem die Krankheit tiefer eindringt, sodass eine chronisch entzündliche Darmkrankheit oder eine seelische Krankheit entsteht. In dieser Situation beobachtet man oft, dass bei korrekter Wahl der homöopathischen Arznei sich der Etagenwechsel umkehrt, indem das Asthma und die Ekzeme vorübergehend wieder in Erscheinung treten, bis das ganze Krankheitsbild ausgeheilt ist.

Die dauerhafte Ausheilung eines allergischen Asthmas ist aber allein mit der Homöopathie in der Regel nicht möglich. Die Basis muss immer die Diätetik und die Lebensordnung sein. Die Homöopathie kann aber dazu beitragen, epigenetisch vererbte Teilursachen des Asthma bronchiale auszuheilen. Damit leistet sie einen ganz wesentlichen Beitrag für eine dauerhafte Heilung. Die Arznei muss immer im Rahmen einer sorgfältigen homöopathischen Anamnese, durch ganz sorgfältiges Zuhören und Beobachten, erfolgen. Trotzdem geben wir hier ein paar Hinweise auf besonders häufig indizierte Arzneien.

Arsenicum album

Das führende Symptom dieser Arznei ist Todesangst, die sich gegen die Mitternacht steigert. Die Atmung keucht beim Ausatmen, der Kranke muss sich aufsetzen, um noch einigermassen Luft zu bekommen. Das Asthma ist von grosser Unruhe und Angst begleitet, einer Angst zu ersticken.

Antimonium tartaricum

Die tiefen Atemwege sind durch viel Bronchialsekret verstopft, sodass das Abhusten nicht gelingt und eine bedrohliche Schwäche entsteht. Dar Arzt nennt dies

„Bronchiolitis". Die Atmung klingt rasselnd und giemend. Man muss sich aufsetzen, um das Gefühl einer Last auf der Brust zu lindern.

Ipecacuanha
Das führende Symptom dieser Arznei ist eine Übelkeit, die sich bis zum Würgen oder Erbrechen steigern kann. Die Atemnot geht mit starkem Keuchen beim Ausatmen einher, als Zeichen der Verengung der kleinsten innersten Bronchien in der Lunge.

Carbo vegetabilis
Diese Arznei ist angezeigt, wenn ein ganz schlimmer Zustand entstanden ist, eine unmittelbare Gefahr zu sterben. Der Patient leidet unter enormer Schwäche und es bilden sich Gase im Bauch und den Atemwegen. Ein Aufstossen und ein Blähungsabgang erleichtert etwas und der Kranke hat ein starkes Verlangen nach frischer Luft.

Lachesis
Typisch ist ein Erstickungsgefühl durch Zusammenschnüren im Hals oder in den Bronchien; man kann nichts Enges am Hals und am Körper ertragen. Man möchte ganz tief durchatmen und kann nicht. Das Asthma verschlechtert sich oft abends beim Hinlegen oder beim Einschlafen oder morgens beim Erwachen. Man hat ein starkes Verlangen nach frischer kühler Luft, obschon man unter innerer Hitze leidet. Das Gesicht und die Lippen sind bläulich-rötlich verfärbt.

Sambucus niger
Diese Arznei ist oft angezeigt, wenn ein Kind mit Asthma um Mitternacht erwacht, mit Erstickungsgefühl, Husten und bläulichem Gesicht, begleitet von starkem Schwitzen, besonders nach dem Erwachen.

Die Neuraltherapie

Bei allergischer Disposition und Asthma bronchiale liegt oft eine Belastung des Organismus durch Infektionsherde oder andere Störfelder vor. Bei Erwachsenen findet man oft chronische Infektionsherde in Zahnwurzeln, bei Kindern in den Gaumen- oder Rachenmandeln. Auch können Narben die Regulation des Körpers stören. Bei kleinen Kindern ist die Neuraltherapie leider nicht möglich, doch können ihre vergrösserten und beherdeten Mandeln zuverlässig homöopathisch und diätetisch ausgeheilt werden, sodass sie nicht entfernt werden müssen. Beim Asthma jugendlicher und erwachsener Menschen kann die Neuraltherapie hervorragendes Leisten, so auch beim Lungenemphysem und der chronisch obstruktiven Lungenkrankheit (COPD). Dort wo die Rippenknorpel am Brustbein ansetzen, befinden sich Reflexstellen der Bronchien. Bei COPD oder Asthma bronchiale sind diese Stellen immer gereizt und sehr druckempfindlich. Der Internist nennt dies „Tietze-Syndrom". Gleichzeitig findet man rechts und links der Brustwirbelsäule starke Irritationen, die zu den Rückenmarksegmenten gehören, welche die Lungen und das Herz versorgen. Sie gehören zu den 3.–5. Brustwirbelsegmenten. Der in Neuraltherapie erfahrene Arzt kann all diese Irritationen mit 1-prozentigem Procain, einem Lokalanästhetikum, ganz sorgsam infiltrieren und dadurch den Teufelskreis der fehlgesteuerten Regulation des bronchialen Systems unterbrechen. Dadurch behebt man die bronchiale Hyperreagibilität. Diese Wirkung hält lange an und die Patienten können über längere Zeit wieder frei atmen. Dies ist eine wunderbare Methode, da es sich gezeigt hat, dass sie auch bei an sonst therapieresistentem chronischem Lungenemphysem und COPD wirksam ist.

Die chronisch obstruktive Lungenkrankheit (COPD)

Die englische Abkürzung COPD bedeutet „chronic obstructive pulmonary disease".

Bei dieser Krankheit sind die Bronchien dauerhaft verengt, sodass, wie beim Asthma bronchiale, besonders das Ausatmen durch eine Entzündung der kleinsten Bronchien, eine Bronchiolitis, behindert wird. Dabei bildet sich viel Schleim und wird das Lungengewebe allmählich zerstört. Die Lungen werden chronisch überdehnt, was man Lungenemphysem nennt. Die häufigste Ursache ist das Rauchen. Die Patienten leiden zunehmend unter Atemnot, zuerst bei Anstrengung, später auch in Ruhe, an chronischem Husten und Auswurf. Mit der Zeit wird die Lunge so stark überbläht, dass der Brustkorb sich fassförmig verformt.

Man schätzt, dass in Deutschland 3–5 Millionen, in den USA 16 Millionen und weltweit 600 Millionen Menschen an COPD leiden. In den USA ist dies die vierthäufigste Todesursache[80]. Seit 2001 versucht die von der Weltgesundheitsorganisation (WHO) und dem „National Institutes of Health (NIH)" ins Leben gerufene Initiative „GOLD", die Diagnosestellung und Behandlung der COPD zu verbessern und die Ignoranz der Menschen zu bekämpfen. Eine Studie, die im Januar 2007 in Salzburg veröffentlicht wurde, ergab, dass jeder Vierte der untersuchten Personen über 40 Jahren an COPD leidet[81].

Für die COPD wurden verschiedene pathophysiologische Veränderungen festgestellt:
Die einfache, nicht-obstruktive chronische Bronchitis mit Verschleimung der Bronchien und Anschwellung der Schleimhaut und eine Funktionsstörung des Flimmerepithels der Schleimhaut, welches den Schleim nach aussen befördern sollte. Mit der Zeit kommt es zu einer Verkümmerung, einer „Atrophie" der Schleimhaut und einer Hyperreagibilität mit Zerstörung der Bronchialstruktur, die zu einem exspiratorischen Kollaps der Bronchien führt, durch körpereigene gewebeschädigende Stoffe und Enzyme, Elastasen, Matrixmetalloproteasen und Antitrypsin[82].

Neuere Erkenntnisse lassen vermuten, dass es sich, im Unterschied zum Asthma bronchiale, vor allem um Unterschiede in der Zusammensetzung der Produkte der Zytokin-Gen-Expression im Entzündungsinfiltrat handelt. Die T-Lymphozyten, neutrophile Granulozyten und Makrophagen sind stark vermehrt, besonders die Zahl der CD8-Helferzellen, was teilweise für die Verschlechterung der Lungenfunktion verantwortlich gemacht wird. Durch entzündungsfördernde Botenstoffe und eine neurohumorale Aktivierung kommt es zu Schädigungen ausserhalb der Lunge. Heute betrachtet man die COPD als Systemkrankheit, denn auch das Herz, die Muskulatur, die Blutgefässe und die Knochen sind von dieser Krankheit betroffen[83]. Als neurohumorale Aktivierung betrachtet man die Aktivierung des Sympathikus. Oft leiden die Patienten an Eisenmangel, was die Krankheit verschlechtert[84].

Die wichtigste Ursache der COPD ist das Rauchen. Darum hat man die COPD auch als Raucherlunge bezeichnet. Sie konnte auch durch rein passives Rauchen entstehen, da viele Menschen früher in rauchigen Büroräumen und Restaurants arbeiten mussten. 90 % der an chronischer Bronchitis erkrankten Menschen sind Raucher oder ehemalige Raucher. Der Zigarettenrauch verursacht eine hohe Konzentration an freien Sauerstoffradikalen, wie Superoxide, Wasserstoffperoxid und hypochlorige Säure in den Atemwegen. Zudem schädigen die Toxine des Zigarettenrauchs die körpereigenen Schutzvorkehrungen gegen eine „Selbstverdauung" der Lunge.

Eine weitere wichtig Ursache ist die Luftverschmutzung. In stark verschmutzten Gegenden und Städten wird sie heute als wichtigste Ursache betrachtet. Weltweit sollen 25–45 % aller COPD-Kranken nie geraucht haben, wobei allerdings das Problem des Passivrauchens nicht berücksichtigt wurde. Andere Risikofaktoren sind gewisse Staubpartikel an Arbeitsplätzen, in der Landwirtschaft, im Viehstall oder auf Baustellen. Dies wird zu 9–31 % als Ursache für eine COPD angegeben[85]. Arbeiter in Baumwollfabriken, Webereien und Seilereien sind anorganischen und organischem Staub ausgesetzt und für COPD besonders gefährdet.

Epidemiologische Studien weisen auf einen Zusammenhang zwischen häufigen akuten Atemwegsinfektionen und dem Entstehen einer COPD hin. Virale Lungenentzündungen im Kindesalter begünstigen eine spätere COPD. Bakterielle Infektionen mit dem Streptococcus pneumoniae, Haemophilus influenzae und Moraxella catarrhalis und in späten Stadien der Krankheit gramnegative Stäbchenbakterien wie Pseudomonas aeruginosa, verschlechtern die Krankheit. Auch eine Tuberkulose kann eine COPD hinterlassen. Ergebnisse der Zwillingsforschung lassen darauf schliessen, dass auch genetische Aspekte eine Rolle spielen. Zu 3 % ist ein Alpha-1-Antitrypsin-Mangel eine wichtige Teilursache[86].

Die COPD und die Ernährung

Nitrithaltige Nahrungsmittel, wie gepökelte Fleisch- und Wurstwaren und nitrithaltiges Wintergemüse erhöhen das Risiko an COPD zu erkranken, da bei solcher Nahrung reaktive Stickstoffverbindungen entstehen, welche die Lunge schädigen[87]. In Grossbritannien leiden ungefähr 1,2 Millionen Menschen an COPD. Unter diesen sind 25–40 % untergewichtig. Eine Studie fasste Beweise aus 28 Originalartikeln zur Auswirkungen einer Mangelernährung auf die COPD zusammen. Die Autoren sind der Meinung, dass eine Unterernährung sich negativ auf die Lungenfunktion auswirkt, Exazerbationen bewirkt und die Sterblichkeit erhöht. Durch eine Verbesserung der Ernährung und Nahrungsergänzungsmittel wurden kurzfristige Verbesserungen erreicht[88,89]. Andere Autoren halten Ernährungsstörungen als ein ernstes Problem für COPD Patienten und weisen aufgrund von Ernährungsanalysen darauf hin, dass ein normales Körpergewicht dies nicht ausschliesst[90]. Dass eine Verbesserung der Ernährung den Verlauf einer chronisch obstruktiven Lungenkrankheit verbessert, ist wissenschaftlich anerkannt[91]. Eine pflanzenbasierte Ernährung mit hohem Anteil an antioxidativen und entzündungshemmenden sekundären Pflanzenstoffen verbessert die Lungenfunktion von Patienten mit COPD deutlich[92]. Dass die Ernährung einen wichtigen Einfluss auf den Verlauf einer COPD hat, ist heute wissenschaftlich anerkannt[93]. Eine intestinale Fehlbesiedlung hat starke Auswirkungen auf die Lungenfunktion. Die Mikroben des Darms und ihre Metaboliten lösen die Aktivierung nachgeschalteter Kaskaden aus, die sowohl lokale, als auch systemische Immunantworten modulieren. Erst in neuester Zeit wurde damit begonnen, die Wirkung des Mikrobioms auf die Lungenkrankheiten zu erforschen. Eine Übersichtsstudie über diese Arbeiten zeigt, dass sich die Ernährung und das Mikrobiom des Darms auf die Lungenfunktion stark auswirkt. Die Wissenschaftler sprechen auch hier von einer Darm-Lungen-Achse, da die Darmbakterien einen grossen Einfluss auf den Verlauf einer COPD haben[94,95]. Aus der Health Professionals Follow-up Study mit 6948 Männern und der Nurses' Health Study II mit 73 592 Frauen wurden die Nahrungsgewohnheiten in Bezug auf jene, die an COPD litten, untersucht. Nach einem strikten Ausschluss des Rauchens und anderer Einflüsse, konnte nachgewiesen werden, dass eine Ernährung mit viel Obst und Gemüse einen bedeutenden positiven Einfluss hat auf die Gesundheit der Lungen und auf den Verlauf der COPD[96]. Auch eine weitere Übersichtsstudie kam zum Schluss, dass eine Ernährung mit viel Obst und Gemüse einen grossen Einfluss hat auf das Risiko einer COPD und deren Verlauf[97]. Bioaktive Substanzen, sogenannte sekundäre Pflanzenstoffe aus vegetabilen Nahrungsmitteln, beeinflussen das Atmungssystem positiv, indem sie das Immunsystem modulieren, die Entzündungen bei der COPD reduzieren und dadurch den Verlauf verbessern[98]. Sekundäre Pflanzenstoffe und ein hochnormaler Vitamin-D-Spiegel verhindern die Produktion des entzündungsfördernden Zytokins TNF-α, das bei COPD die Entzündung unterhält. Der optimale Vitamin-D-Spiegel im Serum wird mit etwas über 30 ng/ml angegeben[99]. Auch das Flavonoid Lykopin aus rohen Tomaten ist wirksam gegen die Entzündung bei COPD[100].

Der oxidative Stress durch den Zigarettenrauch und Umweltgifte und die allgemein verbreitete Fehlernährung mit viel Fleisch, Käse, anderen Milchprodukten, Salz, Zucker, Weissmehlspeisen, industriell verkünstelten Nahrungsmitteln, Kaffee und Alkohol, bewirkt in den Zellen der Atemwege epigenetische Veränderungen. Dabei wird der genetische Code nicht verändert, aber die Aktivität der Gene. Diese epigenetischen Prägungen werden an die Nachkommen weitervererbt und erhöhen bei diesen das Risiko chronischer Lungenkrankheiten. Die sekundären Pflanzenstoffe der pflanzlichen Nahrungsmittel beeinflussen Enzyme, die an diesen Prägungen beteiligt sind. Darum können sie epigenetische Prägungen rückgängig machen, sodass bei COPD die Entzündungen zurückgehen[101].

Auch ist wissenschaftlich anerkannt, dass die Carotinoide der Früchte und Gemüse, so β-Carotin, Lykopin, Crocin, Bixin, Lutein und Astaxanthin gegen COPD, Asthma, Lungenemphysem, Fibrose, akute Lungenverletzung und Lungenkrebs sowohl präventiv wirken, als auch den Verlauf günstig beeinflussen. Diese Carotinoide aktivieren den NRF2/HO-1-Signalweg und hemmen die NF-κB-, MAPK-, JAK/STAT-3- und PI3K/AKT-Signalwege. Epigenetische Studien zeigten zudem, dass die Aufnahme von Carotinoiden über die Nahrung das Risiko von Lungenerkrankungen deutlich senkt[102].

Auch für die Tannine wurden positive Wirkungen gegen die COPD und andere chronische Lungenkrankheiten nachgewiesen[103]. Die sekundären Pflanzenstoffe Parthenolide, Apocynin, Proanthocyanidine und Boswelliasäure wirken auf verschiedenem Weg entzündungshemmend, unter anderem durch eine Hemmung der NF-kB- oder NADPH-Oxidase. Einige unter ihnen wirken stark antioxidativ[104].

Die durch oxidativen Stress induzierte Zellalterung steht im Zentrum der Ursachen der COPD. Das Flavonoide Apigenin, das in Obst, Gemüse reichlich vorhanden ist, wirkt antioxidativ und entzündungshemmend. Seine Wirksamkeit gegen die Progredienz der COPD wurde eingehend untersucht und nachgewiesen[105]. Auch für den sekundären Pflanzenstoff Kurkumin wurde eine protektive Wirkung gegen akute und chronische Lungenkrankheiten, wie die COPD nachgewiesen[106].

Das Enzym Alpha-1-Antitrypsin ist dafür verantwortlich, dass die Aktivität des Enzyms „neutrophile Elastase" im normalen Bereich gehalten wird. Bei adipösen Menschen besteht eine Resistenz auf das Fettgewebshormon Leptin. Die meisten unter ihnen leiden an einem Mangel an Alpha-1-Antitrypsin und dadurch ist die Aktivität der neutrophilen Elastase erhöht. Die Adipositas ist mit Asthma bronchiale, Lungenemphysem, chronisch obstruktiver Lungenerkrankungen (COPD) und einem erhöhten Risiko für Lungenkrebs assoziiert.

Es wurde nachgewiesen, dass verschiedene sekundäre Pflanzenstoffe die Aktivität der neutrophilen Elastase reduzieren und auch dadurch vor Lungenkrankheiten schützen[107].

Mehrfach ungesättigte Omega-3-Pflanzenöle wirken entzündungshemmend, antioxidativ, schleimlösend und modulieren das Immunsystem. Sie wirken gegen COPD, Asthma bronchiale und fördern die Heilung von Verletzungen der Lunge und Infektionen und schützen vor Vernarbungen in der Lunge, einer Lungenfibrose[108].

Wir sehen, dass viele Inhaltsstoffe pflanzlicher Nahrung, wie auch die Omega-3-Fettsäure-haltigen Pflanzenöle nicht nur vor Asthma bronchiale, sondern auch vor COPD schützen und deren Verlauf günstig beeinflussen. Den höchsten Gehalt an sekundären Pflanzenstoffen mit dieser Wirkung haben die lebendigen Vegetabilen der Rohkost. Unsere jahrzehntelange Erfahrung hat gezeigt, dass unsere Heildiät aus vegetabiler Rohkost die chronisch obstruktive Lungenkrankheit (COPD) in erstaunlichem Mass bessert, sodass die Atemnot der Patienten sich stark vermindert und sie viel besser gehen und oft sogar wandern können.

Die Neuraltherapie und die COPD

Wie beim Asthma bronchiale ist auch bei der COPD der Organismus oft durch Infektionsherde oder andere Störfelder belastet. Bei Patienten mit COPD findet man oft chronische Infektionsherde in Zahnwurzeln. Auch können Narben die Regulation des Körpers stören. Bei der COPD kann die Neuraltherapie hervorragendes leisten. Dort wo die Rippenknorpel am Brustbein ansetzen, befinden sich, wie schon erklärt, Reflexstellen der Bronchien. Bei COPD sind diese Stellen immer gereizt und sehr druckempfindlich. Gleichzeitig findet man rechts und links der Brustwirbelsäule starke Irritationen, die zu den Rückenmarssegmenten gehören, welche die Lungen und das Herz versorgen. Sie gehören zu den 3.–5. Brustwirbelsegmenten, von denen aus die hinteren Wuzeln des Sympathikus die Lungen versorgen. Der in Neuraltherapie erfahrene Arzt kann all diese Irritationen mit 1-prozentigem Procain, einem Lokalanästhetikum, ganz sorgsam infiltrieren und dadurch den Teufelskreis der fehlgesteuerten Regulation des bronchialen Systems unterbrechen. Dadurch behebt man die bronchiale Hyperreagibilität. Diese Wirkung hält lange an und die Patienten können über längere Zeit wieder frei atmen. Dies ist eine wunderbare Methode, denn es hat sich gezeigt, dass sie auch bei ansonst therapieresistenter chronisch obstruktiver Lungenkrankheit wirksam ist.

Die perikapilläre Entzündung und der Sauerstoffgehalt des Körpers

Die roten Blutkörperchen haben empfindliche Zellmembranen. Sie messen 7,5 Tausendstelmillimeter und die Kapillaren rund 4 Tausendstelmillimeter. Dies ist absichtlich so gemacht, damit sich die Blutkörperchen beim Durchgang durch die Kapillaren einrollen müssen. Dadurch nehmen sie in den Lunge viel mehr Sauerstoff auf und erhöhen den Sauerstoffgehalt in allen Geweben. Durch die allgemein verbreitete Fehlernährung mit viel Fleisch, tierischem Fett, Käse und anderen Milchprodukten, Kochsalz, Zucker, Weissmehlspeisen, industriell verkünstelten Nahrungsmitteln, Kaffee und Alkohol, verlieren die roten Blutkörperchen die Fähigkeit, sich einzurollen, sodass sie wesentlich weniger Sauerstoff transportieren können. Durch eine vegetabile Vollwertkost mit zwei Dritteln Rohkost erhalten sie wieder die Fähigkeit sich einzurollen. Dadurch steigt der Sauerstoffgehalt im ganzen Körper an und vermindert sich bei chronisch obstruktiver Lungenkrankheit die Atemnot bedeutend.

Die pulmonale Hypertonie

Menschen mit Bluthochdruck in den Lungenarterien und einem Anstieg des Gefässwiderstandes in den Lungenarterien leiden unter einer stark eingeschränkten körperlichen Leistungsfähigkeit, Luftnot, Kreislaufstörungen und Erschöpfung. Meistens entsteht dies durch andere Krankheiten, als „sekundäre pulmonale Hypertonie" und nur selten isoliert als „primäre pulmonale Hypertonie" mit ungünstiger Prognose.

Besonders bei der sekundären pulmonalen Hypertonie kann die Symptomatik sehr verschieden sein. Meistens leiden die Patienten unter der verminderten körperlichen Leistungsfähigkeit, an Kreislaufstörungen, Stürzen durch plötzliche Bewusstlosigkeit (Synkopen), Angina pectoris, blasskalten Extremitäten (Raynaudphänomen), Ödemen und andauernder Müdigkeit. Manchmal entsteht um die rechte Lunge herum ein Pleuraerguss[109].

Der normale Blutdruck in der Lungenarterie beträgt 12–16 mmHg. Eine pulmonale Hypertonie ist vorhanden, wenn er in Ruhe auf mindestens 20 mmHg angestiegen ist. Bei 30–40 mmHg können, besonders bei Belastung, erste klinische Symptome entstehen. Bei 50–70 mmHg wird das rechte Herz schwach, sodass seine Auswurfleistung immer geringer wird. Der Lungenhochdruck kann aber auf über 100 mmHg ansteigen. Mit einer Ultraschalluntersuchung des Herzens, kann man dies feststellen. Genaue Werte erhält man aber nur mit einer Herzkatheteruntersuchung. Der „pulmonal vaskuläre Widerstand (PVR)" beschreibt den gesamten Widerstand, den die Lungengefässe selbst oder darin befindliche Strömungshindernisse dem Herzen entgegensetzen. Bei einer akuten pulmonal-arteriellen Hypertonie verkrampfen sich die Lungenarterien, sodass sie eng werden, doch ist dies reversibel. Bei der chronischen pulmonal-arteriellen Hypertonie sind die Wände der Lungenarterien umgebaut und narbig verhärtet (fibrosiert), sodass sie verengt bleiben. Dann spricht man von einem „fixierten Lungenhochdruck". Dann können die Lungenkapillaren immer weniger Sauerstoff aufnehmen und die Auswurfleistung des rechten Herzens wird immer geringer.

Die häufigste Ursache einer pulmonalen Hypertonie ist die chronisch obstruktive Lungenkrankheit (COPD), gefolgt von einem Rückstau durch eine Herzinsuffizienz des linken Herzens, eine Lungenembolie, eine Lungenfibrose, eine Sarkoidose, das AIDS, eine angeborene Sichelzellanämie, die Sklerodermie, ein angeborener Herzfehler oder ein akutes Atemnotsyndrom (ARDS). Dieses ist ein medizinischer Notfall, der bei Menschen, die bereits unter einer Lungenkrankheit leiden, ebenso entstehen kann, wie bei Menschen mit gesunder Lunge. Obschon dies selten auch bei Kindern vorkommt, wurde das ARDS auch „Atemnotsyndrom des Erwachsenen" genannt. Es gibt sehr viele Ursachen, deren Beschrieb den Rahmen dieses Buches sprengen würde. Findet man keine Ursache, so handelt es sich um eine primäre pulmonale Hypertonie mit ungünstiger Prognose.

Oft ist bei diesen Patienten der Serotoninspiegel erhöht. Dies vermutet man als

Teilursache, da das Serotonin die Muskulatur der Gefässwände umgestaltet, sodass sich der Gefässwiderstand erhöht. Auch spielen entzündungsfördernde Zytokine eine Rolle[110]. Selten ist eine pulmonale Hypertonie geerbt. Gewisse Medikamente, besonders die Appetitzügler Fenfluramin, Dexfenfluramin und Aminorex, erhöhen die Empfindlichkeit der Serotoninrezeptoren und bewirken dadurch eine pulmonale Hypertonie. Darum wurden sie teilweise aus dem Markt genommen.

In Deutschland leiden mehr als eine Million Menschen an Herzinsuffizienz und bei vielen unter ihnen entsteht eine pulmonale Hypertonie. Auch bei einer undichten Mitral- oder Aortenklappe, einer koronaren Herzkrankheit oder einem Herzinfarkt und bei verschiedenen Operationen am Herzen kann dies entstehen. Verschiedene angeborene Herzfehler gehen mit einem Lungenarterienhochdruck einher. Bei der chronisch obstruktiven Lungenkrankheit (COPD), der sogenannten idiopathischen Lungenfibrose unbekannter Ursache und beim Schlafapnoe-Syndrom, entsteht oft ein leichter Hochdruck in den Lungenarterien.

Die Therapie richtet sich nach der Ursache. Schlafapnoen entstehen vor allem wenn man abends Rotwein trinkt, da dies die Sauerstoffspannung im arteriellen Blut erniedrigt. Meistens wird ein CPAP-Gerät verschrieben, das die Patienten nach wenigen Wochen weglegen, statt diese Ursache zu beheben.

Das Bronchialkarzinom

Für das Bronchialkarzinom, das man oft auch einfach Lungenkrebs nennt, ist das Rauchen mit Abstand die wichtigste Ursache. Je länger und mit welcher täglichen Menge an Zigaretten man raucht, desto höher ist das Risiko[111]. Bei Männern ist das Rauchen zu rund 90 %, bei Frauen zu rund 80 % die Ursache[112]. Die Zweithäufigste Ursache ist das radioaktive Edelgas Radon, mit dem manche Wohnungen belastet sind[113]. Doch können zahlreiche andere Substanzen ein Bronchialkarzinom verursachen, wie Asbest oder Chrom, wenn man im Beruf damit belastet wird.

An einem Lungenkrebs sterben mehr Menschen als an Brustkrebs, Prostatakrebs und Dickdarmkrebs zusammengenommen. Wenn man die ersten Symptome bemerkt, wie eine chronische Heiserkeit oder dass man Blut aushustet, ist es meistens zu spät für eine erfolgreiche Therapie. Frühzeitig wird er meistens nur durch Zufall entdeckt. Dann beträgt die Überlebenschance 47 %[114]. Gleichzeitig ist die Röntgenaufnahme der Lunge mit einem Anteil von 50 % die am häufigste durchgeführte Röntgenuntersuchung. Die zufällige Erkennung von Lungenkrebs im Frühstadium (Stage 1) im Röntgenbild ist allerdings schwierig. Rundherde von 5–10 Millimeter Grösse werden leider auf dem Röntgenbild oft übersehen[115].

In den Industrieländern sind 25 % aller bösartigen Tumoren Bronchialkarzinome. Beim Mann ist es weltweit die häufigste Krebsart und in Deutschland nach dem Prostatakarzinom und dem kolorektalen Karzinom die dritthäufigste Art von Krebs. Bei Männern bewirkt das Bronchuskarzinom den häufigsten Tod an Krebs, bei den Frauen den Zweithäufigsten[116]. In Mitteleuropa sterben etwa 60 unter 100000 Menschen daran. In Deutschland erhalten jedes Jahr etwa 50000 diese Diagnose und jedes Jahr werden es mehr. In Deutschland sterben jährlich 40000 Männer an Lungenkrebs, am häufigsten um das 60. Altersjahr. 15 % der Männer überleben diesen Krebs 5 Jahre und 20 % der Frauen. Dies ist stark vom Zeitpunkt der Diagnosestellung und der Histologie des Tumors abhängig. Unter Frauen nimmt diese Krebsart stärker zu als bei den Männern, sodass erwartet wird, dass sie auch bei ihnen die häufigste Krebsart sein wird. In Grossbritannien und Polen ist dies heute schon der Fall[117]. Derzeit erkranken noch 3-mal mehr Männer an Lungenkrebs als Frauen, doch holen die Frauen langsam auf. Die Prognose ist bei Frauen etwas besser, doch erkranken Frauen etwas häufiger als die Männer ohne zu rauchen an einem Lungenkrebs[118].

Dass das Rauchen Lungenkrebs erzeugt, wurde erstmals in den 1950er-Jahren durch die „British Doctors Study“ bewiesen. Der Tabakrauch enthält etwa 2000 Toxine, von denen nicht nur der Teer und polyaromatische Kohlenwasserstoffe, wie Benzo-A-Pyren, sondern mindestens 100 Substanzen Krebs erregen[119]. Benzo-A-Pyren schädigt ein vor Krebs schützendes Protein p53 in den Bronchien. 95 % aller Patienten mit einem Bronchialkarzinom sind ehemalige Raucher oder Menschen, die immer noch rauchen. 30–40 Jahre nach Beginn des Rauchens ist das Erkrankungsrisiko bei starken Rauchern bis zu 60-fach höher als bei Nichtrauchern. Passivraucher atmen dieselben Stoffe in vielfach geringerer Konzentration ein. Das Risiko für Nichtraucher, die dauerhaft dem Passivrauchen ausgesetzt sind, ist 1,2–1,3-fach erhöht, gegenüber nicht exponierten Nichtrauchern[120]. Jeder sechste Mensch, der im gesamten Erwachsenenleben bis zum 75. Lebensjahr geraucht hat, erkrankt an Lungenkrebs. Bei Männern die bis zum Lebensalter von 60, 50, 40 und 30 Jahren das Rauchen aufgegeben haben, liegt die Wahrscheinlichkeit bei 1:10, 1:16, 1:33 und 1:50, dass ein Bronchialkarzinom entsteht. Bei Männern, die nie geraucht haben, liegt die Wahrscheinlichkeit bei nur ca. 1:250[121]. Im Jahr 1913 war das Bronchialkarzinom mit 337 Fällen in der gesamten Literatur noch sehr selten[122], so gab es im Jahr 2008 weltweit 1,38 Millionen Sterbefälle[123]. Seit in den USA der Anteil der Raucher seit den 1960er-Jahren in der Bevölkerung sinkt, geht die Inzidenz des Bronchialkarzinoms allmählich zurück, 30 Jahre verzögert, gegenüber dem Rückgang des Rauchens. Doch haben genetische Untersuchungen gezeigt, dass die Aktivität von Genen, die für die Reparatur geschädigter Erbsubstanz zuständig sind, auch nach dem Aufhören dauerhaft vermindert bleibt[124].

Die zweithäufigste Ursache für ein Bronchialkarzinom ist das radioaktive Gas Radon. Man schätzt, dass in Deutschland jedes Jahr etwa 1900 Menschen durch Radon an Lungenkrebs sterben. Die Zerfallsprodukte des Radons reichern sich in den Bronchien an und bestrahlen das Gewebe mit Alphateilchen. Im östlichen Bayern, in Sachsen, Thüringen, im Breisgau und auch in Salzburg, können in schlecht durchlüfteten Kellern hohe Radonwerte entstehen. Die WHO hat einen Grenzwert bei 100 Becquerel pro Kubikmeter Raumluft festgelegt. In der Schweiz verursacht das Radongas etwa 10 % aller Bronchialkarzinome[125]. Bei Uran-Bergarbeitern ist Lungenkrebs eine anerkannte Berufskrankheit.

Weitere Kanzerogene die Lungenkrebs bewirken sind Asbest, Uran, Chrom-Verbindungen, Senfgas, polyzyklische aromatische Kohlenwasserstoffe und Nickel. Ist man zudem Raucher, so potenziert sich das Risiko massiv. Bei Asbestarbeitern ist das Risiko der Nichtraucher um das 5-Fache erhöht und bei Rauchern 90-fach. Wegen einer gewissen familiären Häufung wird eine erbliche Komponente vermutet. Bei chronischer Bronchitis erhöht sich das Risiko ebenfalls und bei Narben nach durchgemachter Tuberkulose, bei einer Silikose von Bauarbeitern, bei Lungennarben durch einen Lungeninfarkt oder eine Tuberkulose.

Die Symptome des Lungenkarzinoms

Das Gefährliche ist, dass dieser Krebs sich erst spät bemerkbar macht. Zuerst entsteht etwas Husten, leichtes Fieber, Schmerzen im Brustkorb und leichte Atemnot bei Anstrengung. Bei starken Rauchern sind das Symptome, die sie ohnedies haben, auch ohne Lungenkrebs. Es kann vorkommen, dass der Nerv, welcher das Zwerchfell versorgt, durch den Tumor gelähmt wird (Phrenicusparese) oder dass man heiser wird, durch eine „Recurrensparese“, da der Nervus laryngeus recurrens die Aorta umschlingt, bevor er den Kehlkopf versorgt. Dann sind die Stimmbänder gelähmt und das Atmen schwierig. Es kann auf der Seite des Tumors ein „Horner-Syndrom“ entstehen, bei dem eine Pupille sich verengt, das Augenlid sich nicht mehr ganz offen hält, das Auge in die Augenhöhle einsinkt und nicht mehr befeuchtet wird oder ein Pancoast-Syndrom mit Schmerzen in einer Schulter, die in den Arm ausstrahlen, begleitet von Sensibilitätsstörungen, wenn die Krebszellen Nerven, Muskeln und Knochen zerstören. Oft entsteht ein Pleuraerguss und ein sogenanntes „paraneoplastisches Syndrom“, wenn der Tumor grösser wird, mit Abmagerung (Tumorkachexie), Tumorfieber (Hyperthermie) oder Thrombosen. Teils ist dies die Folge der Immunreaktion des Körpers gegen den Krebs, teils von Botenstoffen wie Zytokinen und Hormonen. Ist ein Tumor mehrere Zentimeter gross, so behindert er oft den Rückfluss des venösen Blutes vor dem linken Herzen. Besonders beim kleinzelligen Karzinom, das frühzeitig Metastasen im Gehirn, den Knochen, im Herzen und in anderen Organen bildet, entstehen erste Symptome oft erst durch die Metastasen.

Histopathologisch unterscheidet man viele verschiedene Arten des Bronchialkarzinoms:

- das „kleinzellige Bronchialkarzinom"
- ein „intermediärer Typ";
- ein kombinierter „Oat-cell-Typ" (ca. 15 %),
- ein „nicht-kleinzelliges Bronchialkarzinom" (85 %),
- ein spindelzelliges Plattenepithelkarzinom,
- ein drüsenzelliges Adenokarzinom: grosszelliges Karzinom: Riesenzellkarzinom,
- ein „klarzelliges Karzinom";
- ein „adenosquamöses Karzinom";
- ein „sarkomatoides Karzinom";
- ein „neuroendokrines Karzinom".

Die TNM-Klassifikation

Diese Klassifikation gilt sowohl für kleinzellige, als auch für das nicht kleinzellige Karzinom, das bronchopulmonale *Karzinoid*. Nicht jedoch für *Sarkome* und andere seltene Tumoren.

Stadien nach TNM-Klassifikation (gültige Version 8[22])			
TNM	Kriterien		
T	TX	Primärtumor kann nicht beurteilt werden, oder Nachweis von malignen Zellen im *Sputum* (Ausgehustetes), oder bei *Bronchialspülungen*(1)	
	T0	Kein Anhalt für einen Primärtumor	
	Tis	Carcinoma in situ (Oberflächenkarzinom ohne Durchbruch der Basalmembran)	
	T1	Tumor bis 3 cm Grösse	
		T1mi	Minimal invasives Adenokarzinom
		T1a	Tumor bis 1 cm Grösse
		T1b	Tumor grösser als 1 cm bis 2 cm Grösse
		T1c	Tumor über 2 cm bis 3 cm Grösse
	T2	Tumor über 3 cm bis 5 cm Grösse, oder Tumor befällt den Hauptbronchus(2) und befindet sich mindestens 2 cm von der *Carina tracheae* (Bronchusgabelung) entfernt, oder Tumor infiltriert die *Pleura* visceralis (inneres Brustfell), oder assoziierte *Atelektase*, oder obstruktive Entzündung bis zum *Hilus*(3)	
		T2a	Tumor über 3 cm bis 4 cm Grösse
		T2b	Tumor über 4 cm bis 5 cm Grösse
	T3	Tumor über 5 cm bis 7 cm Grösse, oder direkte Infiltration der Pleura parietalis (äusseres Brustfell), oder Brustwand, oder *Nervus phrenicus* (*Zwerchfelllähmung*), oder parietales *Pericard* (äusserer Herzbeutel), oder separate Tumorknoten im selben Lungenlappen wie der Primärtumor	
	T4	Tumor infiltriert: Zwerchfell, oder *Mediastinum,* oder *Herz,* oder grosse Gefässe, oder *Trachea,* oder *Nervus laryngeus recurrens* (Stimmbandlähmung), oder *Speiseröhre,* oder *Wirbelkörper,* oder Carina (Bronchusgabelung), oder Tumorknoten in einem anderen Lappen derselben Seite	

Stadien nach TNM-Klassifikation (gültige Version 8[22])			
N	Nx	Es kann keine Aussage zu regionären *Lymphknotenmetastasen* getroffen werden.	
	N0	Keine Metastasen in den regionären Lymphknoten.	
	N1	Metastasen in den ipsilateralen peritonealen oder ipsilateralen *Hilus*- oder intrapulmonalen Lymphknoten(4)	
	N2	Metastasen in den ipsilateralen mediastinalen oder subkranialen Lymphknoten(5)	
	N3	Metastasen in den kontralateralen mediastinalen Lymphknoten, oder kontralateralen Hiluslymphknoten, oder ipsi- oder kontralateralen Scalenuslymphknoten, oder supraclaviculären Lymphknoten(6)	
M	M0	Keine Fernmetastasen nachweisbar.	
	M1	Der Tumor hat Fernmetastasen gebildet.	
		M1a	Weitere Tumorherde in einem kontralateralen Lungenlappen, oder Tumor mit Pleurametastasen, oder Tumor mit Pericardmetastasen, oder maligner Pleura- oder Perikarderguss(7)
		M1b	Extrathorakale Metastase in einem Organ (ausserhalb des Brustkorbs)
		M1c	Multiple extrathorakale Metastasen in einem oder mehreren Organen

Anmerkungen zu T0: Manchmal gelingt es nicht, einen richtigen Primärtumor nachzuweisen. Bei der Untersuchung von ausgehustetem Sekret (Sputum) oder bei einer Bronchoskopie mit Spülungen können aber eindeutig Tumorzellen nachgewiesen werden.
Anmerkung zu T2: Der Hauptbronchus ist der grosse Bronchus nach der Gabelung (Karina) der Luftröhre.
Anmerkung 3: Lungentumoren können durch ihr Wachstum Luftwege verstopfen. Die dahinter gelegene Lunge fällt dann zusammen (Atelektase). Ist der Bronchus nicht vollständig verstopft, so kommt es durch einen Sekretstau zu einer Entzündung, welche eine ganze Lunge oder Teile davon betreffen kann. Das Bild ähnelt einer Lungenentzündung. Daher muss bei jeder Lungenentzündung, die nicht innerhalb von 4 Wochen abheilt, ein Lungentumor ausgeschlossen werden.
Anmerkung 4 zu N1: Lymphknoten in der Nähe der Bronchien (peribronchial) der gleichen Seite (ipsilaterale) oder des gleichseitigen Hilus (der Lungenwurzel) oder Lymphknoten im Lungengewebe(intrapulmonal).
Anmerkung zu N2: Das Mediastinum ist der Raum zwischen den Lungen. Ipsilaterale mediastinale Lymphknoten liegen auf der gleichen Seite wie der Primärtumor. Subkarinale Lymphknoten befinden sich unterhalb der Bronchusgabelung.
Anmerkung 6 zu N3: Kontralateral bedeutet auf der Gegenseite des Tumors. Die mediastinalen Lymphknoten liegen zwischen beiden Lungen, Hiluslymphknoten liegen in der Lungenwurzel. Skalenus-Lymphknoten liegen neben den *Musculi scaleni*, die die oberste Rippe mit der Halswirbelsäule verbinden. Supraclavikuläre Lymphknoten befinden sich in der *Schlüsselbeingrube*.
Anmerkung 7 zu M1a: nach Einbruch des Tumors in die Lungenhöhle oder Herzbeutelhöhle bildet sich oft ein Flüssigkeitserguss, in dem meistens Tumorzellen nachweisbar sind.

Das kleinzellige Bronchialkarzinom (SCLC)

Man nennt dieses auch „Haferzellkarzinom". 20–25 % der Bronchialkarzinome sind kleinzellig. Dieser Tumor geht von den neuroendokrinen Zellen aus, sogenannten APUD-Zellen, Zellen vom sogenannten „Kultschitzky-Typ". Dieser Tumor siedelt sich meistens zentral in der Lunge an und umgibt meistens wie eine Manschette die grösseren Bronchien. Dieser Tumor metastasiert so früh über die Lymphe oder das Blut, dass er fast immer erst nach seiner Metastasierung diagnostiziert wird. Er metastasiert meistens in das Gehirn, die Knochen, die Leber oder die Nebennierenrinde. Die Zellen bilden meistens in den Metastasen Hormone, zum Beispiel ACTH, sodass die Nebenniere zu viel Cortisol ausschüttet und ein Cushing-Syndrom entsteht mit Gewichtszunahme, Bluthochdruck, Muskelschwäche, „Mondgesichts", Stiernacken, Stammfettsucht und Diabetes oder sie bilden antidiuretisches Hormon, sodass die Nieren zu viel Wasser zurückbehalten und der Natriumspiegel absinkt (Schwartz-Bartter-Syndrom). Das kleinzellige Bronchialkarzinom hat eine sehr schlechte Prognose und ist inoperabel. Palliativ wird meistens eine Chemotherapie vorgeschlagen. Das kleinzellige Bronchialkarzinom wird nicht nach der TNM-Klassifikation beurteilt. Statt dessen unterscheidet man eine extensive von einer auf den Brustraum begrenzte und einer nur auf eine Thoraxhälfte begrenzte Ausbreitung.

Das Plattenepithelkarzinom

Dieses ist mit etwa 40–45 % das häufigste nicht-kleinzellige Bronchuskarzinom. Es entsteht nach lang dauernder Schleimhautreizung über eine degenerative Veränderung des Plattenepithels, eine Plattenepithelmetaplasie. Häufig entsteht es an den Aufzweigungen der Bronchien innerhalb eines Segments. Es wächst langsam, metastasiert aber früh in die regionären Lymphknoten. Makroskopisch ist es geschwürig, blutet oft und wird zu einem grau-weisslichen Tumor. Man unterscheidet einen verhornenden Typ von einem nicht-verhornenden Typ mit schlechterer Prognose. Die Patienten überleben diesen Tumor je nach dem Ausbreitungsstadium zwischen 1 und 20 %. Bei schlecht differenzierten Tumoren kann die Einordnung schwierig sein, wobei die Immunhistochemie weiterhelfen kann.

Das Adenokarzinom

Bis zu 20 % der Lungenkarzinome sind Adenokarzinome. Sie entstehen aus schleimproduzierenden Zellen und entstehen oft in Narbengewebe, zum Beispiel in einem vernarbten Tuberkuloseherd. Dieser Tumor entsteht meistens in der Peripherie der Lunge. Auch dieser Tumor metastasiert früh, sowohl über die Lymphbahnen als auch über das Blut, und zwar besonders oft in das Gehirn, die Leber und die Nebennierenrinde. Histologisch sieht man vor allem Drüsenformationen. Eine besondere Rolle spielt das vergleichsweise seltene bronchiolo-alveoläre Karzinom. Zu 1–9 % aller Bronchuskarzinome handelt es sich um eine Sonderform, das langsam wächst und innerhalb der anatomischen Strukturen bleibt. Dieses wird im Röntgenbild oft mit einer Lungenentzündung verwechselt. Als einziges Lungenkarzinom soll es nicht durch inhalierte Toxine entstehen. Alle Arten von Lungenkrebs muss man von einer Lungenmetastase unterscheiden.

Das grosszelliges Bronchuskarzinom

Dieser Lungenkrebs macht 10–15 % der Bronchialkarzinome aus und ist immer eine Ausschlussdiagnose. Er metastasiert hämatogen in die Leber, das Gehirn und die Knochen. Man vermutet, dass die grosszelligen Bronchialkarzinome entdifferenzierte Adeno- oder Plattenepithelkarzinome sind, sodass sie im Lichtmikroskop nicht mehr als solche erkannt werden können. Histologisch haben sie grosse Zellen mit grossen Kernen, viel

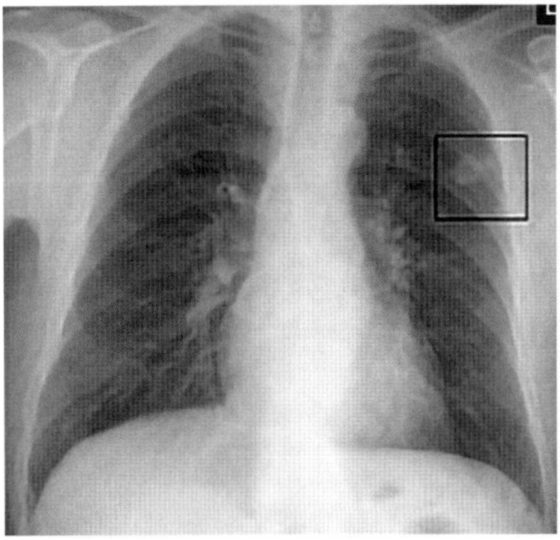

Grosszelliges Bronchuskarzinom
Bild: Wikipedia

Zytoplasma und reichlich Kernkörperchen (Nukleoli). Immunhistochemisch und elektronenmikroskopisch findet man aber noch minimale Differenzierungszeichen von Drüsen- oder Plattenepithel. Es gibt histologisch eine Variante, die aus neuroendokrinen Zellen entsteht. Weitere Arten von Karzinomen findet man zu weniger als 10 %. Häufig sind es Mischtypen. Wesentlich häufiger sind Metastasen von Tumoren, die ausserhalb der Lunge entstanden sind.

Zur Diagnostik

Das Röntgenbild in zwei Ebenen und eine Computertomografie (CT) sind die Mittel der Wahl. Fernmetastasen kann man mit der Positronen-Emissions-Tomografie (PET) aufspüren. Gewebeproben entnimmt man durch eine Bronchoskopie zur histologischen Beurteilung des Tumors. Im Labor können die Tumormarker „Neuronen spezifische Enolase (NSE)" und „CYFRA 21-1" weiterhelfen. Trotzdem erhält man soweit noch keine Sicherheit über den Tumortyp. Beim kleinzelligen Bronchialkarzinom ist zur Bestimmung der Ausdehnung manchmal eine Mediastinoskopie, eine Craniale Computertomografie (CCT) oder eine Magnetresonanztomografie (MRT) des Kopfes, eine Ultraschalluntersuchung oder ein CT des Abdomens notwendig, zum Ausschluss von Leber- und Nebennierenmetastasen, eine Knochenszintigrafie zum Ausschluss von Knochenmetastasen und eine sogenannte „Liquid-Biopsie" notwendig[126].

Möglichkeiten der Früherkennung

Durch Screeninguntersuchungen mit der Computertomografie kann das Risiko an Lungenkrebs zu sterben um 20 % gesenkt werden[127]. Das bereits in dieser Studie angesprochene Risiko der Überdiagnostik wurde nun in einer neuen Studie bestätigt. So würden bis zu 18 % der frühzeitigen Erkennung von Lungentumoren keine Auswirkung auf die Lebensqualität und das Überlebensalter haben, während deren Therapie nicht unbeachtliche physische und psychische Belastungen mit sich bringen würde.

Die allgemein übliche Therapie des Bronchuskarzinoms

Das kleinzellige Bronchialkarzinom ist bei der Diagnosestellung zu 70 % bereits inoperabel. Oft spricht es zunächst gut auf eine Chemotherapie oder eine Strahlentherapie an. Allerdings ist eine sehr hohe Dosierung der Bestrahlung notwendig, um den Tumor zu zerstören. Kann man noch kurativ behandeln, so wird eine prophylaktische kraniale Bestrahlung vorgeschlagen, um die hohe Gefahr eines Rezidivs im Gehirn zu reduzieren. Durch die Bestrahlung des Brustraums entsteht bei jedem zwanzigsten Patienten eine Lungenfibrose, die manchmal tödlich endet. Weitere seltene Folgen der Bestrahlung sind: eine Entzündung des Herzmuskels und des Herzbeutels (Myo-Perikarditis) oder eine Entzündung des Rückenmarks (Myelitis), welche noch nach 9–12 Monaten entstehen kann. Auch die Speiseröhre kann geschädigt werden, sodass die Patienten an Schluckstörungen leiden. Durch die Bestrahlung erreicht man durchschnittlich, dass die Patienten einige Monate bis zu einem Jahr überleben. Nur selten kommt eine Operation infrage. Meistens kann nur eine palliative Therapie vorgeschlagen werden.

Die Therapie des nicht-kleinzelligen Bronchialkarzinoms (NSCLC)

Die Empfehlungen der amerikanischen und europäischen Fachgesellschaften haben sich oft geändert. Durch eine Therapie mit dem EGFR-Tyrosinkinasehemmer

Osimertinib konnte das Überleben der Patienten gegenüber einer Therapie mit Erlotinib oder Gefitinib von 10,2 auf 18,9 Monate verlängert werden[128].

Wird ein Bronchialkarzinom zytologisch gefunden, ohne dass man den Ort des Tumors ausfindig machen kann, befindet es sich meist noch in einem frühen Stadium. Kann man den Tumor finden und sofort chirurgisch entfernen, so ist eine Heilung noch möglich.
Doch besteht danach ein erhöhtes Risiko, dass anderswo in der Lunge wieder ein Karzinom entsteht, sodass eine intensive Nachsorge notwendig ist.

Die Therapie des Bronchuskarzinoms richtet sich nach dem NSCLC-Stadium der Ausbreitung. Hat sich der Tumor noch gar nicht ausgebreitet, so besteht eine gute Chance für eine Heilung. Doch entstehen bei diesen Patienten, wie schon gesagt, oft weitere, unabhängige Bronchuskarzinome. Bei wenigen Patienten ist statt einer Operation eine „endoskopische Fototherapie" möglich. Meistens wird aber ein Lungensegment keilförmig entfernt. Doch sterben 3–5 % der Patienten an dieser Operation. Im NSCLC Stadium 1 des nicht-kleinzelligen Bronchialkarzinoms wird die vollständige chirurgische Entfernung des Tumors vorgeschlagen, wenn die Funktionsreserve der Lunge dies zulässt. Für die Bestrahlung hat man neue Techniken entwickelt, sodass weniger gesundes Gewebe darunter leidet.

Die Heilungschance und die Palliativtherapie

Patienten mit inoperabler Erkrankung im Stadium 1, die eine ausreichende Lungenreserve haben, können palliativ mit einer Strahlentherapie behandelt werden. Bei Patienten mit einem Tumor, der kleiner als 4 cm mass, und die älter waren als 70 Jahre, jedoch aus anderen medizinischen Gründen nicht operiert werden konnten oder dies nicht wollten, war das Fünfjahresüberleben nach der Strahlentherapie vergleichbar mit der operativen Tumorentfernung. In zwei Studien überlebten diese Patienten zwischen 10 und 27 % länger als 5 Jahre. War noch gar keine Metastasierung vorhanden, so überlebten sie nach der Radiotherapie zu 32–60 % fünf Jahre.
Bei vielen Patienten, die operiert werden konnten, entstand im weiteren Verlauf ein Rezidiv am selben Ort oder Fernmetastasen. Eine Metaanalyse zu mehreren wissenschaftlichen Studien verglich das Resultat nach einer postoperativen Strahlentherapie mit einer alleinigen Operation. Im Stadium 1 oder 2 war das Überleben nach der kombinierten Therapie um 7 % geringer als wenn nur operiert wurde. Allerdings wurde seither die Technik der Radiotherapie sehr stark verbessert.

Im zweiten NSCLC Stadium sind Lymphknoten befallen, aber noch keine Fernmetastasen vorhanden. Da wird eine Operation vorgeschlagen, wenn der Allgemeinzustand dies erlaubt.
Die unmittelbar postoperative Sterblichkeit durch Komplikationen ist vom Alter abhängig. Bei der Entfernung eines ganzen Lungenflügels beträgt sie 5–8 % und nach der Entfernung eines Lungenlappens, einer Lobektomie, 3–5 %. Ist im Stadium 2 keine Operation möglich, und die Reserve der Lungenfunktion genügend, so kann der Patient manchmal durch eine Strahlentherapie geheilt werden. Bei besonders gutem Allgemeinzustand beträgt die Dreijahres-Überlebensrate bis zu 20 %. In der bislang grössten retrospektiven Fallserie mit 152 Patienten, mit aus medizinischen Gründen inoperablem Tumor, die eine definitive Radiotherapie erhalten hatten, war die Fünfjahres-Überlebensrate 10 %. 44 von 152 Patienten im T1-Stadium ohne Ausbreitung in die Lymphknoten und ohne Fernmetastasen, überlebten zu 60 %, ohne ein Rezidiv.

Patienten im klinischen Stadium 3A (N2) haben eine Fünfjahres-Überlebensrate von 10–15 %. Abhängig von den klinischen Begleitumständen werden Patienten mit nicht-kleinzelligem Bronchialkarzinom (NSCLC) im Stadium 3A mit Strahlentherapie, Chemotherapie, Operation oder einer Kombinationen behandelt. Obgleich bei den meisten Patienten mit einer Strahlentherapie kein vollständiges Ansprechen des Tumors möglich ist, gibt es doch einen Langzeitüberlebensvorteil von 5–10 % bei Patienten, die mit einer fraktionierte Bestrahlung bis 60 Gy behandelt wurden. Leider sind die Langzeitergebnisse im Stadium 3A nach wie vor ungünstig. Eine zusätzliche Chemotherapie mit Cisplatin verbessert das um höchstens 10 %.

Im Stadium 3B ist der Tumor grösser und sind Lymphknoten befallen, aber noch keine Fernmetastasen vorhanden. Da genügt eine alleinige operative Entfernung nicht.
Die Art der Behandlung ist abhängig von der Lokalisation des Tumors und dem Allgemeinzustand des Patienten. Den meisten Patienten wird eine kombinierte Therapie vorgeschlagen, wenn sie in sehr gutem Allgemeinzustand sind. Besteht ein Pleuraerguss, kommt eine Radiotherapie meist nicht infrage, sodass sie in der Art des 4. Stadiums behandelt werden. Viele randomisierte Studien mit Patienten mit nicht-operablem Stadium 3 zeigten, dass eine präoperative, sogenannt neoadjuvante Chemotherapie oder eine Kombination der Radiotherapie mit einer Chemotherapie mit Cisplatin die Überlebenszeit verbesserte.

Sind die Lymphknoten oberhalb des Schlüsselbeins befallen, so kommt für sie eine kurative Strahlentherapie infrage und ist es wahrscheinlich, dass sie drei Jahre überleben können und weniger unter den Symptomen leiden. Manche Patienten haben mit einer adjuvanten Chemotherapie vor der Bestrahlung einen leichten Überlebensvorteil. Eine mit der Strahlentherapie kombinierte Chemotherapie ergab nur zum Teil eine Verbesserung des langfristigen Überlebens.

Im Stadium 4 des nicht-kleinzelligen Bronchialkarzinoms besteht ein Primärtumor etwelcher Grösse, sind die Lymphknoten befallen und Fernmetastasen vorhanden. Für sie wird eine palliative Chemotherapie mit Cisplatin oder Carboplatin vorgeschlagen. Wissenschaftliche Studien haben gezeigt, dass dies bei Patienten im Stadium 3B oder 4 einen geringen Vorteil bewirkt, bezüglich des Kurzzeit-Überlebens, jedoch bewirken die toxischen Nebenwirkungen viel zusätzliches Leid. Eine gross angelegte wissenschaftliche Untersuchung zeigte eine Ansprechrate auf diese Therapie für alle Patienten von 19 % und eine mittlere Überlebenszeit von 7,9 Monaten. Patienten in reduziertem Allgemeinzustand erlitten jedoch lediglich eine Verschlechterung durch die Chemotherapie. Die Strahlentherapie kann effizient sein, um Symptome eines lokalen Befalls zu lindern. Selten konnte die Verlegung der Atemwege durch eine Laserbehandlung gebessert werden.

Übersicht der Stadien und Therapien des NSCLC

Bezeichnung	Stadieneinteilung	Therapieoptionen/Standardbehandlungen	Bemerkungen
okkultes NSCLC	TX, N1–3, M0 TX, N0, M1 oder TX, N1–3, M1	eher keine Operation, da auffällig im Fernmetastasen-Stadium 4, typisch als CUP-Syndrom (cancer of unknown primary)	werden meist eben nicht in frühem Stadium erkannt, da durch lokale oder Fernmetastasierung aufgefallen
NSCLC Stadium 0	Tis, N0, M0	Segment- oder Keilresektion, evt. photodynamische Therapie	Carcinoma in situ
NSCLC Stadium 1	T1, N0, M0 = IA T2, N0, M0 = IB	*Lobektomie* oder segmentale, Keil- oder *Manschettenresektion*, wie angemessen. *Strahlentherapie* in kurativer Intention (für potentiell resektable Patienten mit medizinischen Kontraindikationen für eine Resektion). Klinische Studien zur adjuvanten Chemotherapie nach Resektion. Studien zur adjuvanten Chemoprävention. Endoskopische photodynamische Therapie (derzeit in klinischer Prüfung; besonders geeignet für ausgewählte Patienten im Stadium T1, N0, M0, keine Standardtherapie).	
NSCLC Stadium 2	T1, N1, M0 T2, N1, M0 T3, N0, M0	Lobektomie; Pneumonektomie oder segmentale, Keil- oder Manschettenresektion je nach Einschätzung der Chirurgen. Strahlentherapie in kurativer Absicht (für potentiell operable Patienten die medizinische Kontraindikationen gegen eine Operation aufweisen). Klinische Studien zur adjuvanten Chemotherapie mit oder ohne andere Behandlungsarten (Chemo-, Strahlentherapie) nach kurativer Operation. Klinische Studien zur Strahlentherapie nach vollständiger Entfernung des sichtbaren Tumors.	
NSCLC Stadium 3A	T1, N2, M0 T2, N2, M0 T3, N1, M0 T3, N2, M0	alleinige Operation bei operablen Patienten ohne grosse Tumormasse („bulky disease") alleinige Strahlentherapie bei Patienten, die keine neoadjuvante Chemotherapie plus Bestrahlung erhalten können Chemotherapie in Kombination mit anderen Modalitäten	bislang kein Vorteil für eine Immuntherapie
Sonderfall: Pancoast-/ Sulcus superior-Tumoren	T3, N0 oder N1, M0	Strahlentherapie und Operation Alleinige Strahlentherapie Alleinige Operation (in ausgewählten Fällen) Chemotherapie in Kombination mit anderen Modalitäten Klinische Studien mit Behandlungen mit kombinierten Modalitäten	
Sonderfall: Tumoren der Brustwand	T3, N0 oder N1, M0	Operation Operation und Strahlentherapie Alleinige Strahlentherapie Chemotherapie in Kombination mit anderen Modalitäten	

Bezeichnung	Stadieneinteilung	Therapieoptionen/Standardbehandlungen	Bemerkungen
NSCLC Stadium 3B	jedes T, N3, M0 T4, jedes N, M0	Alleinige Strahlentherapie Chemotherapie in Kombination mit Strahlentherapie Chemotherapie und gleichzeitige Strahlentherapie Alleinige Chemotherapie	
NSCLC Stadium 4	jedes T, jedes N, M1	Strahlentherapie, primär in palliativer Intention bei lokalem Tumorwachstum Chemotherapie. Die folgenden Therapieprotokolle sind mit ähnlichen Überlebensraten assoziiert: *Cisplatin* oder *Carboplatin* jeweils in Kombination *Pemetrexed* oder *Erlotinib*	Carboplatin besser verträglich

Zum Nutzen der Chemotherapie im fortgeschrittenen Stadium

In den 1970er-Jahren begann man mit der systemische Behandlung des NSCLC, vorerst mit Doxorubicin- und Cyclophosphamid. Meist sprachen die Tumoren nur anfangs kurz darauf an und gab es keine Verbesserung der Überlebenszeit. Als man das Cisplatin einführte, wurden die Resultate etwas besser, doch entstanden auch bedeutend stärkere toxische Schäden und verbesserte sich die Überlebenszeit der Patienten nicht, sodass der Nutzen der Chemotherapie grundsätzlich infrage gestellt wurde.

Mehrere wissenschaftliche Studien haben das Resultat einer bestmöglichen unterstützenden Fürsorge mit oder ohne Chemotherapie verglichen. Nicht alle Untersuchungen ergaben einen Überlebensvorteil für die Chemotherapie, und wenn dieser nachweisbar war, war er wohl statistisch signifikant, aber nur klein. Doch liessen die starken toxischen Nebenwirkungen der Chemotherapie die Frage aufkommen, ob die bescheidenen Überlebensvorteile eine Chemotherapie rechtfertigen. Dann zeigten manche Studien, dass die Chemotherapie die Symptome des Lungenkrebses verbesserten. Noch ist nicht eindeutig klar geworden, wie lange diese Therapie durchgeführt werden soll, um den höchsten Überlebensvorteil und die beste Kontrolle der Tumorsymptome zu erreichen. Auf der Basis weniger Studien zu dieser Frage empfehlen die Leitlinien der amerikanischen Gesellschaft für klinische Onkologie, die Chemotherapie bei Patienten im 4. NSCLC Stadium auf 4–6 Zyklen zu beschränken.

Allgemeine Anmerkungen zur Chemotherapie und Radiotherapie

Das aktuelle medizinische Paradigma befürwortet derzeit vor allem die Chemotherapie und die Radiotherapie und dokumentiert deren Wirkung in internationalen Protokollen. Diese Therapien sind ein gewalttätiger Versuch, die Tumorzellen zu vernichten. Diese Idee ist verständlich. Doch ist das Problem dieser beiden Therapien, dass sie nicht nur den Tumor schädigen, sondern fast ebenso stark die gesunden Zellen und das ganze biologische System des Menschen. Nur dieser kleine Unterschied der Empfindlichkeit der Tumorzellen, gegenüber derjenigen der gesunden Körperzellen, kann für diese Therapien genutzt werden und dieser ist sehr klein, besonders wenn die Krebszellen nicht allzu chaotisch entartet sind.

Die Wirksamkeit einer Chemotherapie hängt sehr stark von der Art des Tumors ab und von seinem Stadium der Ausbreitung. Es gibt relativ viele wissenschaftliche Studien zur Wirkung gewisser Zytostatika auf einzelne Tumorarten, diese werden gefordert, bevor ein Medikament zugelassen wird. Doch existiert bisher nur eine einzige, sich am Krebsregister orientierende Studie aus den USA und Australien, welche den Nutzen einer Chemotherapie gegen 22 Krebsarten wissenschaftlich untersucht hat. Diese hat ergeben, dass die Chemotherapie bei Erwachsenen die Fünfjahres-Überlebenszeit seit der Diagnosestellung um lediglich 2,1–2,3 % verlängert. Immerhin bestätigte diese Studie, dass bei gewissen Tumoren eine adjuvante, palliative Chemotherapie bei einem als unheilbar eingestuften Hodenkrebs, Hodgkin-Lymphom oder unheilbaren Gebärmutterhalskrebs, die Lebenserwartung seit der Diagnosestellung um 10–40 % verlängern kann[129]. Die besten Resultate zeigt die Chemotherapie bei der akuten lymphatischen Leukämie (ALL) der Kinder, da deren Lebenskraft viel stärker ist als diejenige der Erwachsenen. Bei ihnen verlängert die Chemotherapie das Überleben bei dieser Art von Blutkrebs um mindestens 15 Jahre. Das Problem der im Allgemeinen unbefriedigenden Wirkung der Chemotherapie liegt in ihrer Toxizität, wodurch sie den Organismus, der sich nun erst recht kräftig gegen den Krebs wehren sollte, massiv schädigt. Dadurch entsteht oft grosses, zusätzliches Leid. Oft spricht der Tumor vorerst recht gut an, dann bricht die Abwehr zusammen, sodass er erst recht wächst. Viele Patienten sterben frühzeitig an der Vergiftung durch die Zytostatika. Wissenschaftlich ist aber nachgewiesen, dass die Chemotherapie bei einer strikt veganen Diät aus lebendigen Pflanzen (Rohkostdiät) wesentlich besser vertragen wird als bei der allgemein üblichen Normalkost[130,131].

Auch die Resultate der Radiotherapie sind oft enttäuschend. Die Zellen besitzen Reparatursysteme, die kleinere Defekte und Veränderungen, welche die Röntgenstrahlen an der Erbsubstanz der Zellen verursachen, wieder beheben. Lediglich der Unterschied, dass diese in gesundem Gewebe etwas effektiver arbeiten, als im Tumorgewebe, kann sich die Radiotherapie zu Nutze machen. Die ionisierenden Strahlen schädigen also gesunde Zellen ebenso stark wie die Krebszellen, doch können sich die Krebszellen etwas weniger gut reparieren als die Körperzellen, sodass sie etwas eher zugrundegehen.

Die Ernährung und das Lungenkrebsrisiko

Seit dem Jahr 1992 wird im Rahmen einer „EPIC-Studie" der Einfluss der Ernährung auf das Lungenkrebsrisiko untersucht[132]. Diese Studie erfasst das Ernährungsverhalten von über 500 000 anfangs gesunden Teilnehmern aus zehn europäischen Ländern. Auch wird das Gewicht, die Grösse und die Verteilung des Körperfetts und werden verschiedene Labordaten der Teilnehmer protokolliert. Seit dem Jahr 2000 werden alle neu aufgetretenen Krebsfälle und anderen chronischen Krankheiten erfasst und mit den Ernährungsgewohnheiten und dem Lebensstil verglichen. Dabei hat es sich gezeigt, dass ein hoher Konsum von Obst und Gemüse vor Lungenkrebs und einem Krebs des oberen Verdauungstraktes schützt[133].

Wie das Bronchialkarzinom entsteht, ist sehr komplex und noch nicht vollständig bekannt. Die Reservezellen des Bronchialsystems sind *pluripotent*, das heisst, sie sind fähig, sich zu verschiedenen Zelltypen der Bronchialschleimhaut auszudifferenzieren, zum Beispiel zu *Plattenepithelien*, Becherzellen, schleimproduzierenden Zellen oder Zellen, die Botenstoffe für das Nervensystem produzieren (*neuroendokrine* Zellen). Durch die chronische

Entzündung und Einwirkung kanzerogener Toxine entsteht in der Bronchialschleimhaut eine Metaplasie des Plattenepithels, eine Entartung von Becherzellen oder neuroendokrinen Zellen, woraus sich die verschiedenen Arten des Bronchialkarzinoms bilden.

Offiziell wird Lungenkrebs vor allem mit Unterernährung und Sarkopenie in Verbindung gebracht. Als Sarkopenie bezeichnet man ein Verlust an Muskelmasse, verbunden mit reduzierter körperlicher Leistungsfähigkeit und einer Neigung zu Stürzen und Knochenbrüchen. Einfaches Messen kann helfen, eine Mangelernährung frühzeitig zu erkennen, zu verhindern, zu überwachen und zu behandeln. Allgemein besteht die Meinung, dass Entzündungen und oxidativer Stress diese Abmagerung bewirken und die Prognose bedeutend verschlechtern. Nachgewiesen wurde, dass kalt gepresste, Omega-3-Fettsäurehaltige Pflanzenöle sich positiv auf die körperliche Kraft und die Muskelmasse auswirken, wenn sie bereits zu Beginn der Chemotherapie eingenommen werden[134].

Neben dem Rauchen als Hauptrisikofaktor für den Lungenkrebs wird immer besser erkannt, dass auch die Ernährung eine Rolle spielt. Eine künstliche Zugabe von Vitamin C und E zeigte eine leichte Schutzwirkung, nicht jedoch eine Einnahme eines Vitamin A Präparates. Hingegen wurde für die Carotinoiden Lutein, Zeaxanthin, Lycopin und Alpha-Carotin eine schützende Wirkung nachgewiesen, während die Zugabe von Beta-Carotin widersprüchlich beurteilt wurde. Beta-Carotin ist ein sauerstofffreies Carotin mit starker antioxidativer Wirkung. Man muss vermuten, dass dieses weniger wirksam war als Alpha-Carotin, da die Speisen gekocht wurden, sodass das Beta-Carotin zerstört wurde. Der sekundäre Pflanzenstoff Beta-Criptoxanthin zeigte eine beständige Schutzwirkung[135].

Finnische Autoren analysierten die Zusammenhänge zwischen dem Gehalt der Nahrung an den sekundären Pflanzenstoffen Beta-Carotin, Lutein, Zeaxanthin, Lycopin, Beta-Cryptoxanthin, Alpha-Tocopherol, Vitamin A, Retinol und dem Lungenkrebsrisiko, in einer Kohorte von 27 084 männlichen Rauchern im Alter von 50–69 Jahren, die zu Beginn der Studie noch keinen Krebs hatten, durch einen Fragebogen zu 276 Nahrungsmitteln. Bei 1644 entstand während der 14 Jahre der Beobachtung ein Bronchuskarzinom. Bei Männern deren Nahrung relativ viel Obst und Gemüse enthielt war das Krebsrisiko deutlich geringer. Auch bei Männern deren Nahrung viel Lycopin, Lutein, Zeaxanthin, Beta-Cryptoxanthin, Carotinoide, Beta-Carotin und Retinol enthielt. Diese Ergebnisse bestätigen, dass eine Ernährung mit viel Obst und Gemüse das Lungenkrebsrisiko deutlich reduziert[136].

In einer britischen Studie mit 416 588 Teilnehmern und zu 54 % Frauen, wurde deren Ernährung nach Gruppen von Lebensmitteln analysiert und sie wurden während gut 7 Jahren beobachtet. Auch diese Studie zeigte, dass bei einer Ernährung mit viel Obst, Gemüse, Frühstückscerealien und Ballaststoffen und mit nur wenig rotem und verarbeitetem Fleisch, das Lungenkrebsrisiko deutlich geringer ist[137]. Dies wurde inzwischen durch eine grosse Anzahl Studien bestätigt[138,139,140,141,142,143].

Eine weitere fallkontrollierte Studie untersuchte die schützenden Wirkungen einer pflanzlichen Rohkost aus Obst, Salat und grünem Rohgemüse gegen das Lungenkrebsrisiko bei 282 männlichen Rauchern und der gleichen Anzahl Kontrollpersonen ohne diese Diät. Diejenigen, die rauchten hatten ein 6,61-mal höheres Lungenkrebsrisiko, besonders wenn sie früh zu rauchen begonnen hatten und täglich viele Zigaretten rauchten. Bei denjenigen die mit dem Rachen aufgehört hatten, war das Krebsrisiko noch 3,56-fach erhöht. Entsprechend der Anzahl Jahre, während denen sie nicht mehr geraucht hatten, war das Risiko noch weniger erhöht. Die Autoren fanden eine bedeutende Schutzwirkungen von Obst, rohem Gemüse, grünem Gemüse, Salat und Kohl gegen das Lungenkrebsrisiko. Besonders viel Kopfsalat und Kohl in der Nahrung reduzierte das Risiko auf die Hälfte. In der Analyse des Vitamingehaltes der Nahrung hatten Obst und rohes Gemüse die stärkste Schutzwirkung gegen den Lungenkrebs, sowohl bei Menschen, die noch rauchten, als auch bei Ex-Rauchern[144].

Das Problem des Nikotinabusus

Das Nikotin erzeugt eine sehr starke chemische Abhängigkeit. Als Primärwirkung entsteht etwas mehr Ruhe und Entspannung. Doch sehr bald meldet sich die Gegenregulation des biologischen Systems mit dem Gegenteil, als Sekundärwirkung, mit unerträglicher innerer Unruhe, Unstetheit, Anspannung und Aggressivität, die sofort nach der nächsten Zigarette verlangt. Hinzu kommt ein unbewusstes Verlangen, etwas wirksames in den Mund zu nehmen. Vielen Menschen gelingt es nicht, das Rauchen aufzugeben. Nach unserer Erfahrung ist dies aber immer möglich, wenn eine gewisse Einsicht der Notwendigkeit vorhanden ist. Den meisten Patienten gelingt es, die Anzahl Zigaretten von 20–40 pro Tag allmählich auf 6 pro Tag zu reduzieren. Danach ist die Entwöhnung von der chemischen Abhängigkeit viel leichter möglich. Bei starken Rauchern sollte diese möglichst stationär durchgeführt werden. Wir geben den Patienten eine ganz hohe Potenz der homöopathischen Arznei Nux vomica in die Hand mit der Anweisung, diese in rascher Folge zu nehmen, sobald die Unruhe und Aggressivität sich meldet. Die Brechnuss Nux vomica enthält viel toxisches Strychnin, welches im Falle einer Intoxikation Unruhe, Anspannung und Gereiztheit verursacht, welche der Sekundärwirkung des Nikotins entspricht. In der zweihundertsten C-Potenz neutralisiert die homöopathische Arznei die Sekundärwirkung des Nikotins, sodass die Unruhe, Angespanntheit und Gereiztheit sich legt, ohne dass man zur nächsten Zigarette greift. Wir geben den Patienten eine zweite homöopathische Arznei in ebenso hoher Potenz in die Hand. Die Arzneimittelprüfung an gesunden Menschen hat gezeigt, dass eine immateriell hohe Potenz von Saccharum offizinale, die aus Kochzucker potenziert wird, vorübergehend ein Verlangen erzeugt, Süssigkeiten oder andere Dinge gierig in den Mund zu nehmen. Im Entzug vom Zigarettenrauch stillt es das Verlangen, dies mit einer nächsten Zigarette zu tun. Bei sehr starker Nikotinabhängigkeit geben wir in der Klinik den Patienten jeden Tag eine Infusion mit 50 ml 1-prozentigem Procain, 40 ml 8,4-prozentigem Natriumbikarbonat und 73 mg Magnesiumaspartat (Magnesiocard) in 250 ml physiologischer Kochsalzlösung. Nikotinabhängige Patienten befinden sich in starker nervöser Erschöpfung (einer hypersympathikotoner Erschöpfung). Diese Infusion bewirkt eine durchgreifende Entspannung, indem sie das parasympathische System stärkt. Sie hilft mit bei der diätetischen Korrektur der stets vorhandenen massiven Übersäuerung und das Magnesium stabilisiert das durch das Procain verbesserte Ruhepotenzial im Nervensystem. Diese Therapie ergänzt die starke beruhigende Wirkung der Rohkostdiät unserer Patienten, verbessert den Schlaf und die innere Ruhe.

Die vegetabile Rohkost hat den höchsten Gehalt an Krebs bekämpfenden und antioxidativen sekundären Pflanzenstoffen. Hinzu kommt, dass diese Diät, wie auf Seite 48 beschrieben, die Sauerstoffspannung im Blut und im ganzen Körper erhöht, was Krebszellen gegenüber gesunden Körperzellen benachteiligt. Auch wurde, wie schon gesagt, nachgewiesen, dass eine reine pflanzliche Rohkostdiät eine bedeutende Schutzwirkung gegen die toxischen Schäden der Chemotherapeutika entfaltet. Den Entscheid, ob man sich zu einer palliative Chemotherapie entschliesst, kann in dieser schwierigen Situation niemand abnehmen. Es lohnt sich aber zu bedenken, dass weder die Bestrahlung, noch die Chemotherapie selektiv wirken, sodass sie den gesunden Körper, der sich so gut wie nur möglich gegen das Chaos des sich ausbreitenden Tumors wehrt, ebenso sehr schädigen, wie die Krebsgeschwulst selbst. In unserem Bircher-Benner Handbuch Nr. 17: „Zur Verhütung und begleitenden Therapie der Krebskrankheit", haben wir die Heildiät, die gegen Krebszellen wirksam ist, eingehend beschrieben, bereit zur praktischen Anwendung. Zudem haben wir eine Auswahl von Heilpflanzen beschrieben, deren die Krebszellen zerstörende Wirkung wissenschaftlich nachgewiesen ist. Die Zellen der Pflanzen teilen sich wegen des ständigen Wachstums in hoher Geschwindigkeit, sodass es immer wieder zu Mutationen kommt. Darum produzieren die Pflanzen eine Vielzahl biologisch aktiver sekundärer Pflanzenstoffe, welche mutierte Zelle wirksam zerstören, ohne die gesunden Zellen anzugreifen. Der Erfolg der Chemotherapie steht ganz allgemein in ungünstigem Verhältnis zu den toxischen Schäden die sie anrichtet. Darum sehen immer mehr Wissenschaftler die Zukunft der Krebstherapie nicht mehr in neuen synthetischen Chemotherapeutika, sondern in der weiteren Erforschung dieser Phytochemikalien und Substanzen, die aus Pflanzen gewonnen werden können.

Die Ordnungstherapie der Krankheiten der Atemwege und der Lungen

Die Naturheilkunde versteht unsere Biologie als ein immenses, offenes Regulationssystem, in welchem alle Vorgänge nicht linear, sondern kybernetisch ablaufen und ganz fein aufeinander abgestimmt sind. Unser Organismus ist ein geniales System komplexer dynamischer Ordnung. Krankheiten entstehen, wenn dieses System in Unordnung gerät und die Symptome entstehen durch die Anstrengung des Organismus, der versucht, die ursprüngliche Ordnung wieder herzustellen. Findet er den Weg zur Ordnung nicht, so wird die Krankheit chronisch. Ordnungstherapie ist jede therapeutische Handlung, die dazu angetan ist, den Weg zur ursprünglichen Ordnung der Gesundheit zurückzufinden. Die meisten Krankheiten, auch diejenigen der Atemwege und der Lungen, entstehen durch eine Art zu leben und sich zu ernähren, welche den von der Natur vorgegebenen Bedingungen unserer Biologie entgegensteht. Wenn wir die Ursachen der Krankheit suchen und verstehen, sind wir bei fast allen Krankheiten in der Lage, diese zu heilen und dem Organismus zu helfen, den Weg zur Gesundheit zurückzufinden.

Auf diesem Weg zur Therapie der Ursachen ist der Patient der Hauptakteur und der Arzt sein Begleiter. Die Diät, welche an der Basis aller ordnungstherapeutischen Massnahmen steht, kann nur gelingen, wenn sie nicht nur die Diät des Arztes bleibt, sondern zur eigenen Diät wird, weil man verstanden hat, weshalb sie notwendig ist und was sie bewirkt. Dann hat die Krankheit ihren Sinn erfüllt und wird die Therapie zu einem ganz eigenen, faszinierenden Ereignis. Dann entsteht neue Zuversicht und bald erkennt man einen annehmbaren Weg für die Zukunft, ein Weg, der sich lohnt.

Die Darm-Lungen-Achse, Darm-Haut-Achse und die Darm-Hirn-Achse

Viele Menschen mit Lungenkrankheiten leiden an Ängsten oder einer Depression. Die Symbionten unserer Darmflora wirken auf unsere Lungen, die Haut und das Gehirn ein. Dieser Einfluss ist so stark, dass die Wissenschaftler heute von einer Darm-Hirn-Achse, einer Darm-Haut-Achse und einer Darm-Nieren-Achse und einer Darm-Lungen-Achse sprechen. Noch sind viele Mechanismen der Darm-Hirn-Achse, welche unser Verhalten direkt beeinflussen, nicht geklärt, aber man weiss, dass die Darmflora das vegetative Nervensystem über den Nervus vagus direkt beeinflusst, Immunzellen aktiviert, welche zum Gehirn in die Lungen auswandern, und die Produktion von *Cytokinen* (Botenstoffe zwischen Immunzellen) und von Antikörpern stimuliert[145,146]. Bei Menschen mit Ängsten oder einer Depression, wie sie bei Asthma bronchiale und Lungenkrankheiten häufig entstehen, wurde nachgewiesen, dass die Darmflora an deren Ursache stark beteiligt ist, sodass der Zustand des Milieus im Darm die Heilung sowohl von Ängsten und einer Depression, als auch des Asthma bronchiale behindert und den Verlauf einer COPD beeinflusst.

Die Genaktivität der Bakterien der Darmflora beeinflusst die Produktion von

Botenstoffen des zentralen und peripheren Nervensystems, und umgekehrt wird sie durch die Hormone und Botenstoffe des Nervensystems, durch die sogenannten „Neurotransmitter", beeinflusst. Gewisse Mikroben des Darms produzieren solche Botenstoffe des Nervensystems, wie Dopamin, Serotonin, Norepinephrin und Gammaaminobuttersäure (GABA) und sie beeinflussen die Insulinresistenz und dadurch die Blutzuckerregulation[147,148,149]. Bei keimfrei gezüchteten Mäusen ist der Spiegel des Schilddrüsenstimulierenden Hormons (TSH) um 25 % erhöht und die Botenstoffe Serotonin und Katecholamin sind erniedrigt[150,151]. In Tierversuchen fand man bei einer Vermehrung der Bifidobakterien und Laktobazillen und gleichzeitiger Verminderung der Bakteroides- und Prevotellabakterien in der Darmflora erhöhte Blutspiegel des Sättigungshormons Leptin, sodass die Tiere schneller satt waren.

Man nimmt an, dass das Nebennierenrindenhormon Cortisol, das Stressreaktionen und Entzündungsreaktionen hemmt, als Antwort auf Entzündungserscheinungen im Darm durch eine gesteigerte Aggressivität der Darmflora wegen pathologischen Darmbakterien, vermehrt gebildet wird[152,153]. Eine mikrobielle Therapie mit Laktobazillen und Bifidusbakterien vermindert die Cortisolwerte im Blut[154]. Dies zeigt, dass der Darmflora eine ganz wichtige Rolle bei der Kontrolle von Stress und Entzündungen zukommt. Stress und der dadurch erhöhte Cortisolspiegel erhöhen die Durchlässigkeit der Darmschleimhaut, sodass Nahrungssubstanzen und Toxine durch die Darmwand in den Körper gelangen können, die davon abgehalten werden sollten[155]. Die Darmflora wirkt also auf die Darmwand ein und beeinflusst deren Durchlässigkeit, ihre Funktion als Barriere[156,157,158].

Der Bedarf an einzelnen Nahrungsstoffen, deren das biologische System des Menschen bedarf, ist exakt geregelt. Durch körperliche Arbeit verändert er sich nur leicht. Nahrungsstoffe, die in unnötigem Übermass zugeführt werden, belasten den Stoffwechsel enorm. Sie müssen abgebaut und in nutzbare Stoffe umgewandelt werden. Dies bedeutet einen enormen Verschleiss an Energie. Überschüssige Eiweisse müssen in Aminosäuren aufgespalten und die Aminogruppe entfernt werden und sie müssen zu Glukosemolekülen aufgebaut werden, damit die Mitochondrien, die Kraftwerken der Zellen, sie verwerten können.

Entsteht zu viel Glukose im Stoffwechsel, so kann sie nur zu geringem Teil, in Form von Glykogen, in der Leber gespeichert werden. Hohe Blutzuckerspiegel schädigen die Blutgefässe durch direkte Verzuckerung deren Innenschicht (endotheliale Glykation). Dies bewirkt eine zunehmende Verhärtung der Gefässwände mit Bluthochdruck als Folge. Darum sind häufige hohe Blutzuckerspiegel eine der wichtigsten Ursachen für Bluthochdruck und Arteriosklerose mit all ihren Folgen. Eine Überernährung mit Eiweissen, tierischen Fetten und Mehlspeisen bewirkt eine massive Übersäuerung des Stoffwechsels nach jeder Mahlzeit. Dadurch entstehen stark oxidierende Substanzen (R.O.S.) und freie Radikale, welche die Erbsubstanz angreifen, sodass Genmutationen und Krebszellen entstehen (oxidativer Stress). Wir bereits berichtet, ist oxidativer Stress eine der wichtigsten Ursachen der chronisch obstruktiven Lungenkrankheit, von Autoimmunphänomenen und Krebs.

Das Problem der Nahrungsenergie

Die offiziell anerkannten Diätempfehlungen basieren auf einem Verständnis der Nahrungsenergie in Form reiner Wärmeenergie (Kalorien) und damit auf dem *1. Hauptsatz der Thermodynamik*, der 1842 vom deutschen Arzt Julius Robert

Mayer formuliert wurde. Er bildete 1847 die Grundlage für die Formulierung des Energieerhaltungsgesetzes von Hermann von Helmholz. Dieses besagt, dass in einem geschlossenen System, bei mechanischen oder chemischen Prozessen, keine kalorische Energie verloren geht, sie bleibt erhalten.

1865 erkannte aber der deutsche Physiker Rudolf Clausius den Widerspruch des 1. Hauptsatzes zur Realität und formulierte den *2. Hauptsatz der Thermodynamik*, der besagt, dass wohl die thermische Energie in einem geschlossenen System nicht verloren geht, aber bei allen spontan ablaufenden, chemischen oder mechanischen Prozessen entsteht physikalisch gesehen Unordnung. Er nannte diese Unordnung Entropie und bewies damit, dass spontan ablaufende Prozesse nicht umkehrbar sind, sodass das Perpetuum mobile (ein Motor, der ohne Energiezufuhr läuft) nicht möglich ist.

Mit Clausius kam ein neues Verständnis der Qualität von Energien auf. Diese Erkenntnisse sind in die Wissenschaften der Chemie und Physik sofort aufgenommen worden, erstaunlicherweise aber bis heute nicht in die Medizin und die Ernährungswissenschaft. Maximilian Bircher-Benner hat dies in seiner 1905 in Berlin publizierten Ernährungslehre korrigiert und den 2. Hauptsatz der Thermodynamik auf die Nahrungsenergie angewandt[159,160]. Damit bekamen die lebendigen Nahrungsmittel aus Pflanzen, welche über die Fotosynthese verfügen, die höchste verfügbare Nahrungsenergie. Bircher-Benners Verständnis der Nahrungsenergie, nach ihrem qualitativen Wert, ist durch die neuen Forschungen der Biophysik, der Biophotonenforschung und der Molekularbiologie, in jeder Hinsicht bestätigt worden[161,162,163,164,165,166,167].

Die biophysikalische Qualität und Ordnung der Nahrungsmittel bildet die Basis der Diätetik, die diesem Buch zugrunde liegt. Der erstaunliche Mangel des heutigen medizinischen Paradigmas an diesen Kenntnissen ist der Grund, dass eine dauerhafte Heilung der Adipositas und des Diabetes des Typs 2, mit den allgemein üblichen Methoden reiner Kalorienreduktion, in der Regel nicht gelingt. Ganz anders sieht dies aus, wenn die in diesem Buch beschriebene Diät befolgt wird. Auch für die Heilung der Krankheiten der Atemwege und der Lungen sind diese Erkenntnisse von grosser Bedeutung.

Zweierlei Nahrungsenergie

Die Physiker unterscheiden zweierlei Energie, geordnete und chaotische Energie. Geordnete Energie speichert Information. Chaotische Energie kann nichts speichern. Wärmeenergie (Kalorien) ist chaotische Energie. Höchstgeordnete Energie ist das Sonnenlicht. Dessen komplexer Informationsgehalt gleicht einer grossen Symphonie. Hören wir eine Symphonie, so entsteht keine Wärme, aber sie vermittelt Informationen: ein hochgeordnetes Klanggebilde, das präzise Empfindungen und Gefühle auslöst. Über seine komplexen Schwingungen vermittelt und ordnet das Sonnenlicht die genetisch vorgegebene Information, die für das Wachstum, die Differenzierung und Regeneration alles Lebendigen auf der Erde notwendig ist.

Ein grünes Blatt enthält rund hunderttausend Chlorophylltrichter. Der Trichter reflektiert das einfallende Licht hin zur Basis, wo zwei Chlorophyll-A-Moleküle, mit den Schwingungen der Sonnenlichtstrahlung synchron, in maximale Resonanz treten. Die Physiker nennen dies Kohärenz. Dabei werden die Wellen des Sonnenlichtes zu stehenden Wellen. Stehende Lichtwellen nennt man Photonen. Ihre Energie und damit die Information und Resonanz aus dem Sonnenlicht, durchströmt den ganzen Pflanzenkörper bis in die Wurzeln. Nur wenig davon wird als UV-Licht abgestrahlt, unsichtbar für unser Auge.

Alle lebendigen Zellen speichern in ihren Molekülen UV-Licht, ganz besonders in ringförmigen (aromatischen) Molekülen. Die weitaus stärkste Lichtspeicherung erfolgt aber in den Zellkernen, in der Doppelspirale der Erbsubstanz aus Desoxyribonucleinsäure (DNA). Diese Doppelspirale kann sich nach rechts oder nach links aufwinden oder sie kann kleeblattartige Ausstülpungen bilden, wobei sie ganz spezifische UV-Lichtspektren abstrahlt. Diese aufgewundene Doppelspirale der DNA dient als Hohlraumresonator für eine rhythmische Verstärkung des UV-Lichtes in den lebendigen Zellen. Die Verstärkung erfolgt nach dem LASER-Prinzip. Damit ein LASER zu arbeiten beginnt, muss er eine gewisse Basisenergie erhalten. Die Physiker nennen diese minimal notwendige Energie „LASER-Schwelle". Forscher der internationalen Akademie für Biophotonenforschung haben in ihren Experimenten die LASER-Schwelle an pflanzlichen Zellgeweben gemessen[43].

Menschliche und tierische Zellen sind, genau wie die Pflanzen, Lichtgebilde, solange sie lebendig sind. Dies ist der Unterschied zwischen Leben und Tod. Auch sie speichern das Licht in ihrer Erbsubstanz, der Desoxyribonukleinsäure (DNA), als UV-Licht[40]. Aber uns fehlt die Fähigkeit zur Fotosynthese und die direkte Sonnenbestrahlung der Haut genügt bei Weitem nicht, um unsere Lichtspeicherung über der LASER-Schwelle zu halten.

Die Pflanzenzelle speichert die Photonen des Sonnenlichtes in ungeheurer Menge. Man konnte zeigen, dass die sogenannte ultraschwache Zellstrahlung[41] eigentlich bloss eine Leckstrahlung ist, ein minimes Durchsickern des UV-Lichtes durch die Zellmembran. Messungen haben ergeben, dass die LASER-Amplifikation des Lichtes in der DNA 10^4-mal stärker ist als diejenige der besten technischen LASER-Geräte. So gleicht das Innere der Zellen einem gewaltigen Lichtraum. Man hat auch nachgewiesen, dass Enzymsysteme durch Licht 10^9-mal stärker aktiviert werden, als durch Wärme.

Unsere Photonenspeicherung muss täglich genährt werden, durch eine ausreichend grosse Menge an lebendigen, photonenhaltigen Nahrungsmitteln, an vegetabiler Frischkost.

Die Übertragung der Information der lebendigen Nahrungsmittel aus der Fotosynthese auf unseren Organismus erfolgt, genau wie bei der Fotosynthese, durch Informationsübertragung, durch Kohärenz. Dies bedeutet, dass unsere eigene Lebensempfindung, Lebensenergie und Lebensinformation in den etwa 50 Billionen Zellen unseres Körpers dadurch immer wieder erneuert und geordnet werden, dass sie bei der Übertragung der Photonen mit den Schwingungsmustern und der komplexen Information des Sonnenlichtes in gemeinsame Resonanz treten.

Im Zellinnern bestehen ganz andere energetische Verhältnisse als in der unbelebten Natur. Die Biophysiker bezeichnen das Zellinnere als dissipatives System. Dissipative Systeme sind sich selbst ordnende Strukturen in Systemen, die fern vom thermodynamischen Gleichgewicht entstehen. Der russisch-belgische Forscher Ilya Prigogine hat für seine Arbeiten hierüber im Jahr 1977 den Nobelpreis erhalten.

Durch die intensive Photonenspeicherung ist die Energie im Zellinnern so weit vom thermodynamischen Gleichgewicht entfernt, dass der 2. Hauptsatz der Thermodynamik ungültig wird. Dadurch schlägt das Chaosprinzip, das ausserhalb alles Lebendigen gilt, um, in ein ordnendes Prinzip. Prigogine nannte dieses Kohärenzprinzip[49].

Fehlen die lebendigen Nahrungsmittel in unserer Nahrung, so vermindert sich der Photonengehalt in unseren Zellen. Der Lichtgehalt nimmt ab, bis die LASER-Schwelle unterschritten wird. Aus dem Ordnungsprinzip (Kohärenzprinzip nach Prigogine) verfallen die Zellen teilweise ins Chaosprinzip der Thermodynamik zurück und degenerieren.

Wir verstehen Krankheit als Verlust an Ordnung, Verlust an geordneter Information. Das Lebensprogramm gerät in Unordnung und durch den Mangel an lebendiger Nahrung kann es nicht mehr geordnet werden. Eine Vielzahl von Experimenten, die u.a. an der Universität Novosibirsk durchgeführt worden sind[168,169,170], geht hervor, dass die komplexen Vorgänge der Biochemie in unseren Zellen durch Information gesteuert sind. Bei Mangel an lebendiger Nahrung wird diese, durch die Gene der DNA vorgegebene Information, nicht mehr laufend erneuert und geordnet. Dadurch geraten die komplexen biochemischen Vorgänge unserer Zellen in Unordnung. Hier liegt die energetische Bedeutung der lebendigen pflanzlichen Rohnahrung: sie erneuert und kräftigt die ordnende Resonanz im biologischen System und verhindert dadurch dessen Degeneration.

Das Grundregulationssystem des zarten Bindegewebes (Matrix)

Im Körper sind alle Zellen der Organe in die Zwischenzellsubstanz des zarten Bindegewebes eingebettet. Dieses durchdringt alle Organe und Strukturen. Sie besteht aus einem dichten, molekularen Netzwerk (Matrix) aus Zucker-Eiweissmolekülen, die man *Proteoglykane* nennt und ist von einer reichhaltigen Flüssigkeit durchtränkt (Zwischenzellflüssigkeit). Das zarte Bindegewebe enthält spindelförmige Zellen, welche das Netzwerk der *Zwischenzellsubstanz* aufbauen und nach ihrer Notwendigkeit laufend anpassen. Die Blutkapillaren durchziehen diese Zwischenzellsubstanz mit ihrem Netzwerk, so auch die Nervenendigungen des vegetativen Nervensystems.

Ausserhalb des Gehirns und Rückenmarks sind die Kapillaren mit Absicht undicht. So können die Nährstoffe und Hormone des Blutes aus den Kapillaren in die Zwischenzellsubstanz hinaus austreten und durch das molekulare Netzwerk hindurch zu den Zellen gelangen. Dieses dient als Molekularsieb. Gleichzeitig ist es unser *Leitungs- und Speichersystem für biologische Information*, die Information in unserem lebendigen Organismus. Es gibt keinen direkten Kontakt der Blutkapillaren mit den Zellen unseres Körpers. Sie durchdringen die Zwischenzellsubstanz und machen dort ihre Schlaufe zu den abführenden Venen. Die Zwischenzellsubstanz wird durch das komplexe *System der Lymphgefässe* dräniert und in den Lymphknoten gereinigt. Dann wird sie als gereinigte Lymphe durch die grossen Lymphgefässe in das Venenblut zurückgeführt.

Die Nerven enden blind in der Zwischenzellsubstanz. Jede Information des Nervensystems zu den Zellen und von den Zellen zum Nervensystem, wird durch das molekulare Netzwerk der Proteoglykane hindurchgeleitet. Darum breitet sich jede Information immer im ganzen Körper aus: *Das System reagiert immer als Ganzes*, wessen die Akupunktur, zum Beispiel, sich zu Nutze macht. Dieses komplexe System ist unser *„Grundregulationssystem“*[171]. Alle Zellen unseres Körpers werden durch die Zwischenzellsubstanz und das Netzwerk aus Proteoglykanmolekülen hindurch mit biologischer Information, mit Hormonen, Nährstoffen und Sauerstoff versorgt.

Bei der allgemein verbreiteten Fehlernährung mit viel tierischem Eiweiss, Fett, mit industriell verkünstelter Nahrung, viel Zucker, Weissmehl, Kaffee und Alkohol, bilden sich durch anaerobe Fäulnisbakterien Toxine, die zusammen mit den sinnlos zugeführten Nährstoffen, über das Pfortadersystem in die Leber gelangen und diese massiv überfordern. Sie verschlacken auch deren Zwischenzellsubstanz, so lange, bis die innersten Leberzellen der Leberläppchen zugrundegehen und durch Fettzellen ersetzt werden. So entsteht die *Fettleber*. Alles, was die Leber nicht entgiften und wasserlöslich machen kann, geht über die Gallengänge zurück in den Darm. Von dort bekommt sie es immer wieder zugewiesen, um wiederum zu versuchen, es zu entgiften. *So zirkulieren die Fäulnistoxine, die überschüssigen Nahrungsstoffe und Stoffwechselschlacken zwischen dem Darm und der Leber hin und her* (Enterohepatischer Kreislauf). Dabei entstehen Hämorrhoiden durch Überlastung der Venen des Enddarms, da diese mit dem Pfortadersystem verbunden sind.

Zudem fallen bei der allgemein verbreiteten Fehlernährung im Stoffwechsel Riesenmengen an organischen Säuren an, stark oxidierende Ketonsäuren und andere sogenannte R.O.S. (Reactive Oxydative Species). Diese überfordern unsere antioxidativen Systeme massiv. *Oxidation bedeutet Degeneration*. Durch Oxidation veränderte Eiweisse werden unlöslich und lagern sich als *Amyloide* überall, im ganzen Körper, in die Zwischenzellsubstanz ein. Die R.O.S. oxidieren das Cholesterin, das auf seinem Transport zu den Zellmembranen im Blut innerhalb des LDL-Moleküls durch ungesättigte Fettsäuren geschützt ist. Durch Oxidation wird es unlöslich und lagert sich in den Arterienwänden und im Herzen ein, an Stellen rascher Blutströmung (Fatty streaks). Dies geschieht am *Beginn der Arteriosklerose* heute schon in jungen Jahren.

Die durch die R.O.S. oxidierten Eiweisse werden unlöslich und lagern sich als Amyloide in die Netzstruktur der Zwischenzellsubstanz ein. Durch Einlagerung solcher β-Amyloide und TAU-Proteine in die Zwischenzellsubstanz des Gehirns entsteht die *Alzheimerkrankheit*, in den Arterienwänden die *Arteriosklerose, der Herzinfarkt, der Hirnschlag*, in den Venen die *Krampfadern*, in der Synoviaschicht der Gelenke die *Arthritis*, in den Knäuelchen der Nierenkapillaren (Glomerula) die *Nephrose*, bis hin zum *diabetischen Nierenversagen*, in der feinen, bindegewebigen Struktur der Knochen und Knorpel die *Osteoporose* und die *Arthrose*, in *der Schilddrüse die Hashimoto oder die Basedowsche Entzündung*, in den Augen das *Glaukom, der graue und grüne Star, bis hin zur Erblindung durch die Degeneration der Netzhaut (Makuladegeneration) und in den Atemwegen die chronisch obstruktive Lungenkrankheit (COPD)*. Bricht die Regulationsfähigkeit des biologischen Systems zusammen, so entsteht *Krebs*, da das Immunsystem die täglich entstehenden Krebszellen nicht mehr erkennen und eliminieren kann.

Jede degenerative Entartung von Molekülen erkennt das Immunsystem als fremd, sodass *Autoimmunreaktionen* hinzukommen, als missglückter Versuch des Immunsystems, die fremdartig erscheinenden Substanzen zu zerstören, sodass die degenerativen Phänomene, zusätzlich durch Autoimmunentzündungen beschleunigt werden, wie zum Beispiel bei der Glomerulonephritis, der Psoriasis, der Vitiligo, der Sklerodermie, dem Diabetes mellitus des Typs 1, der Hashimoto Thyreoiditis, dem Morbus Basedow und der rheumatoiden Arthritis.

Zum System der Grundregulation gehört auch das Milieu im Innern des Darms mit dem immensen Ökosystem der Darmflora. Wir haben gesehen, dass Autoimmunprozesse durch ein krankes Milieu im Darm und eine entartete Darmflora begünstigt werden, weil die Immunzellen unter solchen Bedingungen die notwendige Immunkompetenz nur mangelhaft erwerben können, um Fremd und Eigen, Nützliches von Schädlichem zu unterscheiden. *Ein krankes Milieu im Darm ist ein riesiges Störfeld, das im ganzen Organismus die Grundregulation stark beeinträchtigt.*

Das Integralgesetz der Nahrung

Die von der Natur vorgegebenen pflanzlichen Nahrungsmittel entsprechen in der Zusammensetzung ihrer Inhaltsstoffe am genauesten dem biologisch vorgegebenen Bedarf. Dabei muss beachtet werden, dass die verschiedenen Teile der Pflanzen, die Blüten, Früchte, Kerne, Nüsse, Blätter, Stiele und Wurzeln unterschiedliche Inhaltsstoffe haben. Manche Pflanzen schützen sich durch Toxine vor Tierfrass. Toxische Anteile müssen gemieden werden. Berücksichtigt man dies, so wird man der Forderung nach einer *Nahrungsökonomie* am ehesten gerecht, wenn man die Pflanze als Integral betrachtet und in seiner Ernährung alle Anteile berücksichtigt.

Die Lebendigkeit der Nahrung

Wie wir gesehen haben, ist ein hohes Energiepotenzial, ein hoher Anteil an lebendiger Nahrung aus Pflanzen welche zur Fotosynthese fähig sind, von grösster Bedeutung zur Bekämpfung aller degenerativen Krankheiten, wegen ihrer regenerativen Wirkung durch den hohen Gehalt an gespeicherten Photonen, der komplexen, das biologische System ordnenden Information aus dem Sonnenlicht. Zur Heilung der Lungenkrankheiten, der Nierenkrankheiten, der Hautkrankheiten, der Adipositas und ihrer Folgekrankheiten, ist ein hoher Anteil an lebendiger, vegetabiler Frischkost (Rohkost) von mindestens 70 %, am Anfang jeder Mahlzeit genossen, entscheidend. Dabei muss das Vitamin B12 ergänzt werden, das in Pflanzen nicht vorkommt. Ist die Krankheit tief eingedrungen, so ist eine reine Rohkostdiät aus lebendigen Vegetabilien, mehrfach ungesättigten Pflanzenölen, Pflanzenmilch und Nüssen, über mehrere Monate, am wirksamsten. Sie enthält auch die Pflanzenstoffe mit pharmakologischer Wirkung, die sogenannten sekundären Pflanzenstoffe (Phytochemicals) in reinster Form.

Die Bedeutung der Nahrungsökonomie

Maximilian Bircher-Benner führte diesen Begriff in die Ernährungswissenschaft ein. Er bedeutet, dass die Nahrung in ihrer molekularen Zusammensetzung dem Bedarf des Organismus möglichst genau entsprechen muss. Ist dies nicht der Fall, steigert sich der Appetit und entsteht, trotz grosser Nahrungsmenge, ein Mangel an gewissen Nährstoffen.

Der Stoffwechsel ist erstaunlich leistungsfähig. In den Leberzellen ist er zudem um ein Vielfaches gesteigert. Dennoch hat seine Leistungsfähigkeit ihre Grenzen. Sind diese erreicht, so können die sinnlos zugeführten Nährstoffe nicht mehr ausgeschieden werden und bleiben im zarten Bindegewebe liegen, das wie ein Nährboden den ganzen Körper durchdringt. Durch die allgemeine Übersäuerung und den oxidativen Stress, werden sie in unlösliche Formen verwandelt und lagern sich überall im Körper um die Kapillaren herum ab, als organische Säuren und degenerative Eiweisse (Amyloide). Diese Einlagerungen sind auch an der Beschaffenheit der Haut und des Unterhautfettgewebes als knotige Ablagerungen sichtbar, landläufig als „Cellulitis" bezeichnet. Durch diese Einlagerungen entsteht auch eine Resistenz gegen Insulin und die anderen Hormone, welche den Appetit und den

Energiehaushalt regulieren, was zu unkontrollierter Gewichtszunahme und Diabetes des Typs 2 führt.

Nahrungsökonomie bedeutet, dass die Ernährung in ihrer Zusammensetzung dem Bedarf unserer Biologie genau entsprechen muss, sodass nichts zu viel und nichts zu wenig zugeführt wird. Der Körper braucht sehr wenig Nahrung, aber deren Zusammensetzung muss möglichst genau auf den biologisch vorgegebenen Bedarf abgestimmt sein. Ein Übermass an sinnlos zugeführten Nahrungsstoffen kann unser biologisches System nicht bewältigen. Dies erzeugt die ganzen *„Zivilisationskrankheiten“*, die unsere Spitäler und Arztpraxen füllen.

Die Nahrungsökonomie und die Nahrungsenergie sind für die Gesunderhaltung der komplexen Zwischenzellsubstanz und unseres Grundregulationssystems entscheidend, sowohl im Körper, in den Lungen, als auch im zentralen Nervensystem, jenseits der Blut-Hirn-Schranke. Sinnlos und im Übermass zugeführte Nährstoffe und Giftstoffe aus einem kranken, überlasteten, übersäuerten Stoffwechsel und einem kranken Milieu im Magen und Darm, können nicht bewältigt, nicht ausgeschieden werden. Darum bleiben sie, wie schon gesagt, als degenerative *Stoffwechselschlacken* im komplexen System der Zwischenzellsubstanz liegen. Dort behindern sie nach und nach den lebenswichtigen Austausch an Gasen in den Alveolen der Lunge, an Stoffen im ganzen Körper sowie die Speicherung und den Fluss der biologischen Information. *Die Zwischenzellsubstanz, auch Matrix genannt, ist der Ort, wo die ganze Morbidität des „zivilisierten Menschen“, seine Zivilisationskrankheiten, entstehen.*

Sekundäre Pflanzenstoffe (Phytochemicals)

Nur in Pflanzen gibt es bioaktive, chemische Stoffe mit natürlicher, pharmakologischer Wirkung. Für die Verhütung und Heilung der Krankheiten der Atemwege sind diejenigen mit antiinfektiöser, immunsteigernder, immunmodulierender, antioxidativer und Krebs bekämpfender Wirkung besonders wichtig.

Nahrungsmittel gegen Krebs

Krebs ist kein Zufall. Wissenschaftlich anerkannt ist, dass bestimmte Ernährungsfaktoren Krebs begünstigen und ihn in Tierexperimenten auslösen. Bei Übergewicht ist das Krebsrisiko auch in der Niere und in der Blase erhöht. *Nitrite* aus gepökeltem Fleisch und gespritzten Wintergemüsen fördert Magenkrebs. *Alkohol und reichliche tierische Nahrung* fördert Brustkrebs, Prostatakrebs und Dickdarmkrebs. *Eiweissreiche und an tierischen Fetten reiche Nahrung sowie Kaffee*, fördern Bauchspeicheldrüsenkrebs. Bei regelmässigem Alkoholkonsum, auch in moderater Menge, ist das Risiko für Mund- und Speiseröhrenkrebs deutlich erhöht. *Aflatoxine aus angegrauten Nüssen* erhöhen das Risiko, an einem Leberzellkrebs zu erkranken. *Kaffee* fördert, wie wir gesehen haben, Blasenkrebs. *Reichliche tierische Nahrung* fördert Dickdarmkrebs, Brustkrebs und Prostatakrebs. Wir verweisen auf das Bircher-Benner Handbuch Nr. 17: „Zur Verhütung und begleitenden Therapie der Krebskrankheit.“

Wichtig ist auch zu wissen, *dass Vegetarier nur halb so oft an Krebs erkranken* wie Omnivoren[172]. Die Ernährung, welche Lungenkrebs bekämpft und ihm vorbeugt, wurde den entsprechenden Kapiteln beschrieben (Seiten 61). Ganz besonders vor Krebs schützende Nahrungsmittel sind: Brokkoli, Grünkohl, Karotten, Tomaten,

Vollweizen, Vollgerste, frische Sojabohnen, Aprikosen, Zitronen, Knoblauch, Zwiebeln und Leinsamen, alle möglichst in rohem Zustand. Etwas weniger stark, aber doch entscheidend kräftig wirken aber auch alle anderen Gemüse und Früchte gegen Krebs[173,174,175]. Die Vitamine A, C, D und E und die Spurenelemente Selen und Zink sind für den Krebsschutz ganz wichtig. Die Werte müssen in den oberen Normbereich gebracht werden. Die sogenannten Ballaststoffe der Pflanzennahrung binden im Darm krebserregende Substanzen an sich, sodass diese durch den Stuhl ausgeschieden werden. Sie vermindern wirksam deren Aufnahme ins Blut. Die Rohkostdiät erhöht den Sauerstoffgehalt aller Gewebe, was Krebszellen, gegenüber gesunden Zellen, benachteiligt. Fette sind zu vermeiden und durch hochwertige ungesättigte Pflanzenöle zu ersetzen.

Bei Krebsgefahr oder Krebs ist das Immunsystem erschöpft. Der informierte Arzt erkennt dies am Blutbild, an zu tiefen Lymphozyten im Verhältnis zu erhöhter Zahl der neutrophilen Granulozyten. Dabei ist die Bildung der Lymphzellen der Th2-Schiene erschöpft. Hier ist es wichtig, das einfach ungesättigte Olivenöl mit viel frischem Leinöl (Omega 3) zu kombinieren, um die Lymphozyten der Th1-Schiene zu veranlassen, die Aktivität der Zellen der Th2-Zellbildung zu mässigen, sodass sich das Immunsystem erholen kann (Immunmodulation). Die Phytinsäure der Hülsenfrüchte und Getreide stimuliert die Aktivität der Killerzellen und wirkt dadurch stimulierend auf das Immunsystem. Knoblauch und Zwiebeln modulieren das Immunsystem in idealer Weise, indem sie es kräftigen und gleichzeitig entzündungshemmend wirken. Dies alles zu beachten ist für die Verhütung und Bekämpfung der verschiedenen Arten von Krebs, auch des Bronchuskarzinoms, von grosser Bedeutung. Im Bircher-Benner Handbuch Nr.4: „Frischsäfte, Rohkost und Früchtespeisen“, finden Sie Nahrungsmitteltabellen zu diesen Wirkungen.

Nahrungsmittel zur Bekämpfung der Infektionskrankheiten der Atemwege

Antimikrobiell (antibiotisch) und zwar auch gegen Viren, wirken ganz besonders Knoblauch, Kresse, Senf, Meerrettich, Vollgetreide, Tomaten, frisches Obst und Gemüse. Wir verweisen hier auf das Bircher-Benner Handbuch Nr.5: „Zur Steigerung der Abwehrkräfte“.

Nahrungsmittel zur Kräftigung und Modulation des Immunsystems

Eine Mangelernährung oder die allgemein verbreitete Fehlernährung mit viel tierischem Fett, Eiweiss, schwächen das Immunsystem. Die Carotinoide, besonders β-Carotin aus rohen Früchten und Gemüsen, stimulieren die Vermehrung der Monozyten und Makrophagen (Fresszellen), die Bildung von Zytokinen, Tumor-Nekrosefaktor-α und Interleukin-1-β. β-Carotin erhöht auch die im Blut zirkulierenden natürlichen Killerzellen. Auch die Vitamine A, C und D stimulieren das Immunsystem. Die Flavonoide Quercetin und Tangeretin der Früchte und Gemüse wirken auf das System der regulatiorischen Immunzellen ein und wirken dadurch allergischen Reaktionen und dem Asthma bronchiale sowie Autoimmunkrankheiten entgegen. Gewisse Flavonoide hemmen auch die Prostaglandinsynthese. Die Sulfide von Knoblauch und Zwiebeln wirken stark stimulierend auf die Immunabwehr, sowohl gegen Krebs, als auch gegen Infektionen.

Der nutritive Reiz

Die Diät kann ihre Wirkung viel besser entfalten, wenn durch den sogenannten „nutritiven Reiz“ die Körperzellen vorgängig aufnahmefähig gemacht wurden. Zusätzlich zur Diät wird dieser ausgelöst durch den Einfluss von Licht, Luft, Wasser, körperlicher Tätigkeit. Auch die seelische Haltung hat einen grossen Einfluss auf den Heilungsvorgang. Durch eine angepasste Dosierung dieses „Reizes“ kann man selbst einen grossen Beitrag zu seiner Heilung leisten. Dabei muss man sich bewusst sein, dass auch hier die Regel gilt: schwache Reize fachen die Vitalität an, mittelstarke fördern sie und starke Reize hemmen die Vitalität.

Die Bedeutung der Bewegung

Verschiedene Arten von Bewegung sind sinnvoll. Dabei ist massvolle Anstrengung wirksamer als Kraft- und Leistungssport. Ein tägliches Wandern während mindestens einer Stunde gehört immer in den Therapieplan. Am wirksamsten ist gemässigtes Gehen, leicht aufwärts und leicht kühl gekleidet.

Die Bedeutung des Klimas

Für Ferien und Kuraufenthalte ist es wichtig, die Stärke des Reizes des Klimas zu beachten. Das Mittelgebirge, zwischen 600 und 800 m.ü.M. und die Ostsee, sind Regionen mit mittelstarkem Reiz. Sie sind besonders geeignet für Menschen, die an Herzbeschwerden leiden. Das Hochgebirge, über 1000 m.ü.M. und die Nordsee, sind starke Reizklimata. Sie sind für Herzkranke ungeeignet, aber ideal für bei Allergien, Asthma, COPD und anderen Lungenbeschwerden, für geschwächte Menschen und wenn noch keine Beschwerden vorhanden sind.

Die Bedeutung des Schlafs

Besonders wichtig ist der *Vormitternachtsschlaf*, da nach der Mitternacht die erholenden, tiefen NON-REM-Schlafphasen fast nicht mehr vorkommen. Mindestens 8 Stunden, besser 9, sind notwendig, wo irgend möglich 2½–3 Stunden vor Mitternacht. Der REM-Schlaf, nach Mitternacht, dient wenig der Erholung, sondern der seelischen Verarbeitung und der Vertiefung des Gedächtnisses. Es ist die Zeit, wo Gelerntes und Erlebtes sich „setzt“ und die Auseinandersetzung mit Inhalten unseres unbewussten Seins stattfindet. Er ist entscheidend für die seelische Gesundheit. Schlaf ist durch nichts anderes zu ersetzen.

Hüten Sie sich vor chemischen Schlafmitteln. Sie zerstören nachhaltig die Fähigkeit zu schlafen, schädigen das Gedächtnis und gefährden die seelische Gesundheit. Oft ist bei Schlafstörungen eine elektromagnetische Belastung vorhanden oder es liegt eine Angst zugrunde, welche verhindert, dass man das für den Schlaf nötige Vertrauen findet. Dann ist ärztliches Verständnis von grosser Bedeutung. Tiefe Ängste können durch Psychopharmaka (Anxiolytika) nicht geheilt werden, wogegen die klassische Homöopathie in der Hand des Erfahrenen Arztes oder Heilpraktikers und in hoher Potenz, von grosser Hilfe sein kann. Wir verweisen hier auf das Bircher-Benner Handbuch Nr.20: „Zur Überwindung von Angst und Depression“.

Die Bedeutung der frischen Luft

In allen neueren Wohnungen sind die Fenster so stark abgedichtet, dass keine frische Luft hinein kommen kann, mit der Absicht, Heizungskosten zu sparen. Doch wurde vergessen, dass dadurch der Sauerstoffgehalt der Zimmerluft sich nicht erneuern kann. Viele Menschen arbeiten und schlafen mit geschlossenen Fenstern. Sie leben ständig in verbrauchter Luft, die an Sauerstoff mangelt. Hinzu kommt, dass viele Menschen abends Rotwein trinken, in der Meinung, dadurch besser schlafen zu können. Der Alkohol vermindert aber die Sauerstoffspannung im Blut empfindlich, sodass die Regulation der Atmung im Schlaf versagt und längere Atempausen entstehen, ein sogenanntes *Schlaf-Apnoe Syndrom*. In ihrem Blut und in ihren Geweben mangelt es an Sauerstoff, was die Progression einer chronisch obstruktiven Lungenkrankheit und das Wachstum von Krebszellen begünstigt, da diese sich besser ohne Sauerstoff vermehren können als gesunde Zellen. Aus all diesen Gründen ist eine regelmässige und bessere Belüftung aller Räume, in denen man sich aufhält, von grosser Bedeutung und häufiges Gehen an frischer Luft.

Die Bedeutung der Pflege der Haut

Die Haut ist das grösste Organ unseres Körpers. Nicht nur gibt sie uns das vollendete, harmonische Aussehen, sie hilft mit bei der Bildung von Vitalstoffen, sie schützt vor schädlicher Strahlung, vor Fremdstoffen, vor Verletzungen, wehrt sich gegen Eindringliche, reguliert den Wärmehaushalt, bewahrt die notwendige Feuchtigkeit, sie atmet und hilft mit bei der Ausscheidung von Giftstoffen.

Um all dies leisten zu können, muss sie atmen können, muss sie regelmässig in angemessenem Mass besonnt werden, belebt werden, durch sanfte Pflege, durch Trockenbürsten, durch sanftes Anregen ihrer Regulationsfähigkeit durch Wärme, im Wechsel mit anschliessendem angemessenem Reiz mit kalten Güssen, Duschen, Wechselbädern. Luft, Licht und Wasser sind für das Hautleben ganz besonders wichtig. Durch sie wird die Durchblutung der einzelnen Hautschichten gefördert, damit sie funktionstüchtig bleiben kann oder, wenn sie erkrankt ist, die Störungen möglichst rasch beseitigt werden. Zu warme und zu enge Kleidung verhindern die Hautatmung. Die natürliche Verdunstung auf der Körperoberfläche wird verhindert und die Haut verliert die Fähigkeit, auf Wärme- und Kältereize angemessen zu reagieren. Die Pflege der Haut hat einen grossen Einfluss auf das Gelingen der Heilung der Krankheiten der Atemwege.

Das Luftbad

Die Lungen und die Haut sind eng in Verbindung miteinander. Auch die Haut hilft beim Atmen mit. Ein regelmässiges Luftbad ist ganz wichtig für die Atemwege und für die Lungen: man legt sich anfangs je 5 Minuten, dann jeden Tag etwas länger, pro Körperseite in den Schatten, möglichst unbekleidet oder nur sehr luftig bekleidet. Dadurch wird die Regulationsfähigkeit der Haut täglich angeregt und können die Lungen entspannt und tief durchatmen. Sehr gut kann man dies auch im Winter im Schlafzimmer tun, bei geöffnetem Fenster.

Das Sonnenlichtbad

Man beginnt zunächst mit 5 Minuten auf jeder Seite, wobei der Kopf am Schatten liegen muss. Wird dies gut vertragen, so kann man allmählich steigern bis auf 20 Minuten für jede Körperseite. Den Abschluss bildet eine kühle Dusche. Im Winter kann dies hinter einem grossen Fenster geschehen oder mit einer Quarzlampe („Höhensonne"), wobei mit nur 1 Minute begonnen werden darf. Nach 4 Bestrahlungswochen mit der Höhensonne, sind 2 Wochen Pause notwendig. Wir haben die Bedeutung des Sonnenlichtes für die Immunabwehr und gegen die Tuberkulose und andere Infektionen der Atemwege auf Seite 29 besprochen.

Das Trockenbürsten

Es belebt die Haut, die Atmung und den Kreislauf. Es lässt sich gut mit einem Luftbad kombinieren. Mit einer nicht zu rauen und nicht zu harten Naturbürste bürstet man sich kräftig den Körper, Glied um Glied, bis zur Durchwärmung.
Dauer: 5–10 Min.

Die Wasseranwendungen

Die Hydrotherapie wurde vom französischen Arzt Théophile de Bordeu, und in Deutschland von den niederschlesischen Ärzten Siegmund Hahn (1664–1742) und besonders dessen Sohn Johann Siegmund Hahn (1696–1773) entwickelt. 100 Jahre später entdeckte der damalige Philosophie-Student Sebastian Kneipp (1821–1897) in der Münchener Hofbibliothek Johann Siegmund Hahns Büchlein: „Von der wunderbaren Wirkung des Wassers." Er heilte seine Tuberkulose im Winter mit kalten Bädern in der Donau und brachte die Hydrotherapie zu Weltruf. 1899 berief die Universität Wien Wilhelm Winternitz an einen neu errichteten Lehrstuhl, der die Hydrotherapie auf wissenschaftliches Niveau brachte. Maximilian Bircher-Benner gehörte zu seinen „Schülern".

Wasseranwendungen sind für die Therapie der Krankheiten der Atemwege unentbehrlich. Sie regen die Blutzirkulation an und kräftigen die Regulationsfähigkeit. Die natürlichste Wasseranwendung ist das Schwimmen. Die kräftige Körperbewegung unterstützt die Blutzirkulation auch in den Atemwegen und in der Lunge. Doch ist das Wasser noch immer in manchen öffentlichen Schwimmbädern chloriert, was sehr toxisch ist. Die Chlordämpfe der Schwimmbäder gefährden uns für neurodegenerative Krankheiten und für Krebs. Bei Lungenkrankheiten wirken Güsse mit kaltem Wasser bei kräftiger Konstitution gut. Vor jeder Anwendung mit kaltem Wasser muss der Körper gut durchwärmt sein.

Bäder

Ein Bad mit ätherischem Lavendelöl wirkt beruhigend, antimikrobiell, entzündungshemmend und regenerierend. Lavendelöl wird auf allen Schleimhäuten unverdünnt sehr gut vertragen, so auch im Urogenitalbereich, ausser auf der Bindehaut der Augen. Dem Vollbad können 20 Tropfen reines Lavendelöl zugesetzt werden.

Das *Heublumensitzbad oder Heublumenschenkelbad* leitet Kopfschmerzen ab, fördert den Schlaf, wirkt krampflösend auf die Bronchien, die Blase, die Gebärmutter und den Darm. Das Heublumensitzbad ist eine gute Vorbereitung für das Kuhne'sches Reibesitzbad. Man sitzt im Holztrog oder in der halb vollen Badewanne, mit den Füssen ausserhalb im Trockenen. Auch der Oberkörper und die Arme sind im Trockenen. Pro Sitzbad benötigt man einen Absud von ½ Pfund Heublumen.
Dauer: 15–20 Min. bei 38 °C, 2–3-mal pro Woche.

Das *Kuhne'sche Reibesitzbad* wirkt anregend auf die Atmung, auf die Unterleibsorgane, die Blase, die Prostata und die Gebärmutter und auf das hormonelle System. Man muss vorher gut durchwärmt sein. Man setzt sich in der Badewanne, Dusche oder im Freien auf einen Schemel, vor welchen man einen Eimer mit kaltem Wasser hingestellt hat, die Füsse zu beiden Seiten des Eimers und klatscht die Innenseite der Oberschenkel, den Beckenboden und den Unterleib bis zum Nabel mit einem kalt durchtränkten Handtuch kräftig ab. Man beginne mit 5-mal pro Sitzung und steigere bis auf 30–60-mal. Danach soll ein prickelndes Wärmegefühl vorhanden sein und soll man zugedeckt nachruhen.

Das *Hauffe-Schweninger-Armbad* ist eine spezielle Form eines Armbades, bei dem man die Wassertemperatur innerhalb von 15–20 Minuten von 32 °C auf 39 °C steigert. Es entspannt die Koronararterien, entlastet das Herz, entspannt die Bronchien, beruhigt Gedanken, wirkt beruhigend und entspannend auf den ganzen Körper und die Seele.

Das Dauerlichtbad mit dem Bettlichtbogen: Kohlendampfglühbirnen sind noch immer erhältlich. Die tunnelförmigen Bettlichtbögen mit 8 Lampen, die über den liegenden Patienten ins Bett gestellt werden, mit einer Wolldecke darüber, wurden für die Therapie der Tuberkulose und anderer Infektionskrankheiten verwendet. Das Bettlichtbad ist bei grippalen Infekten, Bronchitis und bei einer Lungenentzündung sehr wirksam. Leider sind die Bettlichtbögen aus den Krankenmagazinen der Gemeinden verschwunden. Diese Therapie eignet sich besonders gegen Luftwegsinfekte und zur Bekämpfung von Krebs. Unter dem Lichtbogen ist man bis zum Kopf gut eingehüllt. 8 Birnen werden angezündet, bis zum Schweissausbruch. 5 Minuten schwitzen pro Körperseite, dann eine kurze, kalte Abwaschung. Nachdampfen und 1 Stunde nachruhen im Bett. Dauer: allmählich steigernd, 20–60 Min., anschliessend Ruhe, evtl. Schlaf. Das Lichtschwitzbad wirkt entwässernd, entgiftend, das Körpergewicht senkend und erhöht die Widerstandskraft gegen Infektionskrankheiten und Krebs.

Das aufsteigende Armbad bewirkt eine Erweiterung der Gefässe im ganzen Körper, sodass es den Blutdruck entlastet. Einen oder beide Arme bis Mitte Oberarm in Wasser mit 38 °C tauchen (Waschbecken), langsam die Temperatur steigern bis auf 45 °C. Dauer 20 Min. Anschliessend ½–1 Stunde liegen und tief atmen.

Das Wechselfussbad: es durchwärmt den Körper. Man verwendet zwei Becken, eines mit warmem Wasser zwischen 38 °C und 45 °C, das andere mit kaltem Wasser. Man taucht die Füsse zuerst 3 Minuten ins warme, dann ¼–½ Min. ins kalte Wasser und sofort wieder ins Warme und so 2–3-mal im Wechsel. Immer mit kaltem Wasser aufhören.

Das Wassertreten wirkt beruhigend, entlastet den Kopf und das Herz, regt die Atmung und die Durchblutung der Beine und Unterleibsorgane an. Besonders günstig wirkt es bei benommenem, schmerzendem Kopf. In einem Bach oder Becken, das bis zu den Knöcheln mit kaltem Wasser gefüllt ist, geht man an Ort 1–6 Minuten lang. Anschliessend soll man eine Stunde wandern. Im Sommer kann man stattdessen früh morgens in einer Tauwiese laufen. Dies wirkt regulierend auf die Atmung und auf den ganzen Organismus.

Die *wechselwarme Waschung* belebt den Kreislauf und die Atmung und fördert die Wärmeregulation. Mit einem gut genässten Frottierhandtuch wird Glied um Glied einzeln, warm und dann sofort kalt, abgewaschen, anschliessend trocken reiben. (Reihenfolge: Arme, Beine, Brust, Bauch, Rücken.)

Die Wechseldusche wirkt wie die wechselwarme Waschung. Man duscht sich mit der Brause 2 Min. lang heiss, bis man gut durchwärmt ist, dann ¼–½ Minute kalt, 2–3-mal hintereinander im Wechsel, bis prickelnde Rötung und innere Wärme entsteht. Sie bewirkt eine kräftige Anregung des ganzen Körpers und der Atmung.

Der Nackenguss wirkt gegen depressive Verstimmungen. Nach gründlicher Durchwärmung unter der Dusche begiesst man sich den Nacken kalt, trocknet sich ab und legt sich danach zugedeckt zur Ruhe.

Empfindliche Menschen reagieren rascher und besser auf solche Anwendungen. Man kann Teilanwendungen und Ganzkörperanwendungen machen.

Das Überwärmungsbad
Man darf es nur bei gesundem Herzen durchführen. Es dient dazu, dem Körper zu helfen, Fieber zu erzeugen oder vorhandenes Fieber zu erhöhen. Das Immunsystem erzeugt Fieber durch die Produktion von Prostaglandinen, um die Immunantwort zu verstärken. Das Fieber verstärkt die Durchblutung aller Organe und aktiviert das Immunsystem. Es ist eine bedeutende Hilfe beim Bekämpfen von Viren und Bakterien. Darum soll man Fieber nicht mit Medikamenten senken. Die immunsteigernde Wirkung beruht auf wissenshaftlicher Evidenz.

Vorgehen: Man legt das Bett mit Frottiertüchern aus, legt sich dann in ein Vollbad von normaler Temperatur, die man mit einem Thermometer misst. Dann steigert man die Temperatur unter Kontrolle langsam bis 41 °C und bleibt während rund 10 Minuten bei dieser Temperatur darin. Dadurch steigt die Körpertemperatur auf ca. 38,5 °C. Dann legt man sich, ohne sich abzutrocknen, ins Bett und schwitzt gut zugedeckt ca. ½ Stunde nach. Man muss vorsichtig sein, da beim Aussteigen eine Blutleere im Kopf mit Schwindel entstehen kann. Dann muss man sich sofort tief vorbeugen oder auf allen Vieren ins Bett gehen. Gut ist, wenn jemand anwesend ist, der helfen kann.

Allgemeine Richtlinien zur Ordnungstherapie

Die Grundpfeiler der Therapie

Im Therapieplan müssen folgende vier Bereiche beachtet und konsequent angegangen werden:

- die in diesem Buch beschriebene Diät
- die Lebensordnung
- das Körpertraining
- die körperliche und seelische Hygiene

Zur Durchführung der Diät

Wie wir gesehen haben, ist der Zustand des Milieus im Darm und des enteralen Immunsystems für die Verhütung und Heilung der Krankheiten der Atemwege und der Lungen von grosser Bedeutung. Aus der Grundlagenforschung und aus klinischen und epidemiologischen Arbeiten ist heute die Basis gelegt worden für ein Umdenken, für ein frühzeitiges Angehen der Ursachen, schon im Kindesalter und für eine ganz andere, neue Ernährung, so, wie sie in unseren Handbüchern beschrieben ist.

Die Ernährung soll für gesunde Menschen aus *drei Mahlzeiten* bestehen. Unsere Hormonspiegel richten sich nach dem Sonnenstand, dem Tageszyklus, mit Maximum am Mittag. Darum ist es biologisch vorgegeben, dass die eigentliche *Hauptmahlzeit am Mittag* sei, mit morgens und abends einer leichten, frugalen Nebenmahlzeit. Nur bei Diabetes sind 2–3 weitere kleine Zwischenmahlzeiten notwendig.

Jede Mahlzeit muss *mit Früchten beginnen,* wegen ihres hohen Gehalts an vor Krebs schützenden und entzündungshemmenden Flavonoiden, denn diese wirken nur während rund 4 Stunden. Obst ist reich an Enzymen, sodass es ganz leicht verdaulich ist. Früchte bleiben, besonders wenn man dazu etwas trinkt, nicht im Magen liegen. Das Obst gelangt direkt in den Zwölffingerdarm und unterhält im ganzen Darm die gesunde Flora. Zum Obst können Nüsse und Mandeln genossen werden. Am Mittag soll *Salat und Rohgemüse* nachfolgen, fein und geschmackvoll zubereitet und schön angerichtet. Da nun die Speisen längere Zeit im Magen bleiben, soll man während des weiteren Essens *nicht mehr trinken*, um die Säure und Verdauungsenzyme im Magen nicht zu verdünnen. Zum Anrichten sollen für die Salatsaucen *ausschliesslich kalt gepresste, ungesättigte Pflanzenöle* verwendet werden, wie Sesam-, Sonnenblumen-, Raps-, Distel- oder Olivenöl. Zu diesen Ölen soll immer mindestens $^1/_3$ Leinöl zugegeben werden, um den Gehalt an Omega-3-Fettsäuren sicherzustellen. Olivenöl enthält überwiegend einfach ungesättigte Fettsäuren, sodass es im Gegensatz zu allen mehrfach ungesättigten Pflanzenölen erwärmt werden darf (bis zu 170 °C) und an warme Speisen gegeben werden darf.

Gekochte Speisen sind nicht nötig, jedoch besonders im Winter zur Hauptmahlzeit angenehm. Um gesund zu bleiben, sollten sie aus vollwertigen Nahrungsmitteln bestehen, der Rohkost nachfolgen und höchstens 30 % der Mahlzeit ausmachen. Am geeignetsten sind 1–2 Gemüse und dazu etwas Vollkornreis, Kartoffeln, Mais,

Hirse, Quinoa oder Gerste in Vollkornqualität im Dampfkochtopf oder Steamer zubereitet. *Salz* muss sparsam eingesetzt werden, besonders wenn schon ein Bluthochdruck oder eine pulmonale Hypertonie besteht. Wegen der Verschmutzung der Meere geben wir heute dem Steinsalz den Vorrang gegenüber dem Meersalz. Man kann mit wenig Salz sehr geschmackvoll kochen und stattdessen mit Zwiebeln, Knoblauch und Kräutern aller Art einen reichen, duftenden Geschmack erreichen. Dies kann man leicht erlernen. Vergleichen Sie hierzu unser Bircher-Benner Handbuch Nr. 9: „Essensfreude ohne Kochsalz", mit bewährten Rezepten aus der berühmten Bircher-Benner Klinik.

Als *Frühstück* eignet sich das Birchermüesli nach dem in diesem Buch vorhandenen Originalrezept mit Mandelpüree besonders, und dazu eine frisch zubereitete Mandel- oder Sesammilch. Auch zum Müesli soll etwas Leinöl zugegeben werden. Wegen des Gehalts des Obstes an Fruktose und Sorbit benötigt diese Früchtespeise wenig Insulin. Das Birchermüesli sättigt voll bis zum Mittagessen. *Alle Reizmittel,* wie Alkohol, koffeinhaltige Getränke und scharfe Gewürze, müssen gemieden werden.

Am Beginn jeder Diät zur Heilung einer chronischen Infektion der Atemwege, eines Asthma bronchiale, bei COPD oder Lungenkrebs, ist eine mehrwöchige Heildiät aus reiner vegetabiler Frischkost (Rohkost) angezeigt. Diese bewirkt eine tief greifende Umstellung des Stoffwechsels, des Milieus und der Bakterienflora im Darm, in der Vagina, in den Harnwegen und in den Luftwegen und eine Ausscheidung intensive der Stoffwechselschlacken aus dem zarten Bindegewebe. Sobald die Symptomatik sich beruhigt hat, kann 1/3 warme, gekochte oder gebackene Kost nachfolgen. Die Mengen der warmen Kost sollen klein gehalten werden, besonders bei Übergewicht. Ist ein Diabetes mellitus vorhanden, so empfehlen wir, nach dem Bircher-Benner Handbuch Nr. 7: „Für Diabetiker", vorzugehen.

In Verbindung mit einer neuen, allgemein gesunden Lebensweise mit viel Vormitternachtsschlaf, täglichem Wandern und Bewegen, einer guten, geordneten Einteilung des Tages und dem Meiden aller Reizstoffe, erfüllt die in diesem Buch beschriebene Heildiät die Forderung nach einer vollständigen Ausheilung des Darms und seines Mikrobioms, des Stoffwechsels, des Immunsystems und von Autoimmunreaktionen, sodass die Voraussetzung für die Heilung durch die Ursache der Krankheit gegeben ist. Nach der Ausheilung genügt es mit der frischkostreichen Vollwertkost weiterzufahren. Es ist aber wichtig, immer wieder Rohkostwochen einzuplanen.

Man achte auf einen hohen Gehalt an bioaktiven sekundären Pflanzenstoffen und Vitaminen. Besonders die Vitamine A, B-Komplex, B12, C, D, E, und die Spurenelemente Chrom und Zink müssen in den oberen Normbereich gebracht werden. *Lezithin, Inosit und Cholin,* oft als Halbvitamine bezeichnet, wie auch die *Omega-3-Fettsäuren*, sind wichtige Stabilisatoren der Zellmembranen und der „Kraftwerke" der Zellen, der Mitochondrien. Sie sind zudem für die korrekte Verteilung der Fettstoffe (Lipide) im Körper von grosser Bedeutung und sollen in der Nahrung reichlich vorhanden sein. Reich an Inosit sind Bohnen, Zitrusfrüchte, Vollkorn, Nüsse und grünes Blattgemüse. Cholin ist in vielen Gemüsen wie frischem Soja, Bohnen und Kohl reichlich vorhanden. Meist ist es in den Pflanzen an Lecithin gebunden.

Das Phospholipid *Lezithin* ist nicht nur im Eigelb, sondern auch in allen Pflanzen enthalten, besonders reichlich in Ölsaaten, wie Leinsamen und Sonnenblumenkernen und anderen Pflanzensamen, in

Getreidekeimen, in Vollkorn und frischen Sojabohnen. Lezithin schützt die Darmwand vor Bakterien und Toxinen. Es enthält mehrfach ungesättigte Fettsäuren und ist am Schutz des Cholesterins beteiligt, das im LDL-Molekül „verpackt" von seinen Syntheseorten in der Leber und der Darmschleimhaut zu den Membranen der Zellen des ganzen Körpers und in das Myelin der Nervenscheiden des peripheren und zentralen Nervensystems gelangt. Seine mehrfach ungesättigten Fettsäuren sind, wie schon erklärt, besonders anfällig auf oxidativen Stress, gegen welchen die vegetabile Frischkost (Rohkost) in hohem Masse wirksam ist.

Die Heildiät mit lebendiger, vegetabiler Frischkost (Rohkost)

Zur Heilung chronischer Atemwegsinfekte, des Asthma bronchiale, Linderung der COPD und eines Bronchialkarzinoms, solange dies noch möglich ist, muss man wochen- bis monatelang bei der reinen Rohkostdiät bleiben, da sie die stärkste Wirkung entfaltet. Die vegetabile Rohkostdiät korrigiert die Übersäuerung im Stoffwechsel, erhöht die Sauerstoffspannung in allen Geweben, wirkt Entzündungen und Schäden durch oxidativen Stress und freien Radikalen entgegen, kräftigt und reguliert das Immunsystemen, wirkt allergischen Reaktionen entgegen und verbessert bei chronisch obstruktiver Lungenkrankheit die Lungenfunktion. Die vegetabile Rohkost korrigiert die Schäden im Milieu des Darms und dessen Fehlbesiedlung am schnellsten und bewirkt, dass in der Darmschleimhaut bald wieder kompetente Lymphozyten gebildet werden, sodass die Nahrungsmittelunverträglichkeiten allmählich verschwinden und Allergien sowie Autoimmunreaktionen zurückgehen, um schliesslich ganz zu verschwinden. Diese Diät ist vegan, sodass man stets Vitamin B12 einnehmen und den *Vitamin-B12*-Spiegel regelmässig kontrollieren muss. Abgesehen hiervon ist die Rohkostdiät eine vollständige und im biologischen Sinn ökonomische Ernährung, da darin keine Nahrungsstoffe zu viel und abgesehen vom Vitamin B12 keine zu wenig vorhanden sind. Die Rohkost hat den höchsten Gehalt an sekundären Pflanzenstoffen, mit ihrer entzündungshemmenden, antimikrobiellen, antithrombotischen, antioxidativen, antidiabetischen und Krebs bekämpfenden Wirkung. Sie hat das höchste biologisch verfügbare Energiepotenzial. Bei reiner Rohkostdiät baut sich keine Muskulatur ab. Zweifelt man hieran, so gehe man in den zoologischen Garten, um zu sehen, dass ein muskelstrotzender Gorilla oder ein Stier auf der Weide nur Rohkost isst. Bei dieser Diät bewegt sich das Körpergewicht zuverlässig in Richtung des Idealgewichts, auch wenn man mit Untergewicht beginnt. Dies ist in unserem Bircher-Benner Handbuch Nr. 26: „Für Gewichtsprobleme, Adipositas und Anorexie", auf der Basis voller wissenschaftlicher Evidenz eingehend beschrieben.

Speisezettel

Rohkost

Frischsaft-Fasten (Bettsaft-Tag)

Morgens und abends
200 g Fruchtsaft

Mittags
200 g Fruchtsaft oder
200 g Gemüsesaft (Tomaten- oder Karottensaft oder gemischter Tomaten-, Karotten-, Spinatsaft)
Je nach der Jahreszeit:
Orangen- und Mandarinensaft
Grapefruit-(Pampelmusen-)Saft
Beerensäfte
Traubensaft (frisch gepresst)
Zwetschgen- und Pflaumensäfte
Pfirsichsaft
Aprikosensaft
Kakisaft
Apfel- und Birnensaft (frisch gepresst)

Diese Säfte können auch miteinander kombiniert werden, z.B. Beeren- mit Pfirsich- oder Aprikosensaft, Aprikosen- mit Orangensaft, Apfel- mit Birnensaft usw.

Je nach ärztlicher Verordnung kann das Frischsaft-Fasten ein bis mehrere Tage, ja zwei bis drei, selten bis vier Wochen, durchgeführt werden. Ärztliche Überwachung während des Fastens und des Wiederaufbaus danach ist wichtig. Wird eine nur milde Wirkung des Fastens gewünscht, im Sinne der allgemeinen Entgiftung, der Entwässerung und Verjüngung, so kann innerhalb der Rohkostkur oder in der Normalkost einmal wöchentlich ein strenger Fruchtsaft-Tag eingeschoben werden, wenn völlige Ruhe, am besten Bettruhe, möglich ist. Ohne Ruhe während der ersten 1–2 Fastentage bleibt die volle Wirkung aus, weil sie durch Ermüdung und Hungergefühl gestört wird, und es kommt nicht zur richtigen Entspannung und Harnflut. Man lasse sich nicht abschrecken durch Reaktionen wie Kopfschmerzen, Übelkeit, Gliederschmerzen, Schwächegefühl (besonders nachmittags). Diese zeigen an, dass der Körper im Saft-Fasten die Entgiftungsarbeit leistet, sodass solche Tage Sinn und Zweck erfüllen. Man berichte die Beobachtungen jedoch dem Arzt. Bei Menschen mit Niereninsuffizienz muss er diese Diät sorgfältig überwachen können.

Vollsaft-Tag

Damit wird eine hochwertige, relativ nahrhafte Nahrung zugeführt. Diese Kostform kann eine Woche lang oder länger durchgeführt werden, mit Zusatz von Getreideschleimen auch während Wochen, falls starke körperliche und geistige Anstrengungen vermieden werden. Vollsaft-Perioden sind geeignet als Beginn einer Umstimmungskur, bei Entwässerungs- und Abmagerungskuren und auch bei starker Verarmung des Organismus an Vitalstoffen, wie dies etwa bei chronischen Verdauungskrankheiten der Fall ist, besonders wenn eine frischkostfreie Schonkost alter Schule vorangegangen ist. In solchen Fällen soll der Fruchtsaft zuerst mit $1/3$ Leinsamen-, Gersten- oder Reisschleim verabreicht werden. Bei Entwässerungskuren muss dabei regelmässig Urin und Gewicht gemessen und, wenn nötig, als wassertreibende Tees Goldrutentee und Hagebuttentee getrunken werden.

Morgens
200 g Fruchtsaft
150 g Mandelmilch oder Joghurt
1 Tasse Hagebuttentee

Mittags
200 g Fruchtsaft
150 g Mandelmilch oder Joghurt
150 g Gemüsesaft

Abends
wie morgens

Früchte-Fastentage

Das Früchte-Fasten kann das Bettsaft-Fasten (die strenge Form des Obstsaft-Fastentages) ersetzen, z.B. wenn statt Schonung durch Zellulosefreiheit vor allem eine rasche Stoffwechselumstimmung und Anregung des Darms durch den Zellulosegehalt erwünscht sind. Das Sättigungsgefühl ist stärker, sodass das Früchte-Fasten deshalb tageweise auch ohne völlige Ruhe und länger durchführbar ist. Die Wirkung des Säftefastens ist jedoch deutlich intensiver. Das Früchte-Fasten ist angezeigt bei COPD, Herzkrankheiten, chronischer Leberschwäche, Darmträgheit (Apfeltag bei akutem Durchfall, Erdbeertag bei Sprue und Unterleibsstauung). Dauer: 1–5 Tage, länger, wenn ärztlich verordnet.

Tagesmenü
3-mal 200–250 g (bis 300 g) gewaschenes, frisches, ganz reifes, ungesüsstes Obst: z.B. Beeren, Zitrusfrüchte (Orangen, Grapefruit, Mandarinen). Trauben, Feigen, Melonen, Kaki.

Besondere Früchte-Fasten-Formen
Apfeltag: 5–6-mal 1 grosser Apfel fein gerieben bei akutem Magen-Darm-Katarrh mit Durchfall.

Erdbeertag: 3–4-mal 200–250 g sehr reife Erdbeeren, ungesüsst, bei Sprue (chron. Durchfall, Tropen) und Vitamin-C-Mangel.

Heidelbeertag: 3-mal 200–250 g bei leichter Darminfektion. Leicht stopfend.

Brombeertag: 3-mal 200–250–300 g ganz reife Brombeeren. Besonders reich an Naturzucker und Vitamin C. Nahrhaft und leicht verdaulich.

Johannisbeertag: 3-mal 200–250 g (2/3 rote und gelbe, 1/3 schwarze). Bei Leberpatienten besonders erfrischend und durststillend. Vitamin-C-reich.

Kakitag: 2 kleine oder 1 grosse Kakifrucht 4-mal täglich. Sehr nahrhaft und reich an den Vitaminen C und B.

Traubentag (altbewährte Traubenkur): 750–1000 g sonnengereifte, in jedem Fall nur biologisch kultivierte, ungespritzte Trauben, auf 4–5 Mahlzeiten im Tag verteilt. Gut waschen. Ganze Frucht essen. Vitaminarm, aber besonders nährend durch den hohen Fruchtzuckergehalt. Leberschützend, den Darm anregend durch die Kerne. Dauer: 1–2 Wochen. Wenn ärztlich verordnet, auch länger (bis 6 Wochen).

Feigentag: 3-mal 200 g frische Feigen. Darmanregend. Nahrhaft. Höchstens 1 Tag.

Rohkost-Tagesmenüs

Es folgen hier für jede Jahreszeit sieben Beispiele von Rohkost-Zusammenstellungen für die Mittagsmahlzeit (besonderer Wert ist auf harmonische Verteilung von Knollen-, Wurzel- und Blatt-Rohgemüse zu legen, aber stets frisch und vollausgereift). Volles Tagesmenü folgt auf Seite 86.

a) Frühjahr

1. Tag: Früchte – Nüsse (auch Dörrobst) – Radieschen – Fenchel – Kopfsalat

2. Tag: Früchte – Nüsse – Sellerieknollen – Tomaten – Kresse

3. Tag: Früchte – Nüsse – Karotten – Chicorée – Kopfsalat

4. Tag: Früchte – Nüsse – Rettich – Lattich – Kresse

5. Tag: Früchte – Nüsse – Randen (Rote Bete) – Löwenzahn – Kopfsalat

6. Tag: Früchte – Nüsse – Blumenkohl – Spinat – Kresse

7. Tag: Früchte – Nüsse – Kohlrabi – Tomaten – Kopfsalat

b) Sommer

1. Tag: Früchte – Nüsse – Rettich – Tomaten – Kopfsalat

2. Tag: Früchte – Nüsse – Karotten – Zucchetti – Kopfsalat

3. Tag: Früchte – Nüsse – Blumenkohl – Radieschen – Kopfsalat

4. Tag: Früchte – Nüsse – Kohlrabi – Kresse – Kopfsalat

5. Tag: Früchte – Nüsse – Bleichsellerie – Lattich – Kopfsalat

6. Tag: Früchte – Nüsse – mit Blumenkohl gefüllte Tomaten – Kopfsalat

7. Tag: Früchte – Nüsse – Karotten – Gurken – Kopfsalat

c) Herbst

1. Tag: Früchte – Nüsse – Sellerie – Tomaten – Endivien

2. Tag: Früchte – Nüsse – Randen (Rote Bete) – Peperoni – Kopfsalat

3. Tag: Früchte – Nüsse – Schwarzwurzel – Spinat – Kopfsalat

4. Tag: Früchte – Nüsse – Blumenkohl – Feldsalat (Nüsslisalat) – Endivien

5. Tag: Früchte – Nüsse – Karotten – Zucchetti – Kresse

6. Tag: Früchte – Nüsse – Rettich – Tomaten – Kopfsalat

7. Tag: Früchte – Nüsse – Sellerie – Gurken – Kopfsalat

d) Winter

1. Tag: Früchte – Nüsse – Schwarzwurzel – Rotkohl – Endivien

2. Tag: Früchte – Nüsse – Sellerie – Chicorino rosso – Kopfsalat

3. Tag: Früchte – Nüsse – Karotten – Peperoni – Kopfsalat

4. Tag: Früchte – Nüsse – Randen (Rote Bete) – Sauerkraut – Endivien

5. Tag: Früchte – Nüsse – Blumenkohl – Spinat – Feldsalat (Nüsslisalat)

6. Tag: Früchte – Nüsse – Tomaten – Chicorée – Kopfsalat

7. Tag: Früchte – Nüsse – Sellerie – Wirsing – Endivien

Tagesmenü

Frühstück
Birchermüesli 120–200 g
geriebene Mandeln oder
Haselnüsse 20–30 g
Früchte 100–200 g
evtl. Hagebuttentee 1 Tasse

Die angegebenen Mengen sind nur annähernd einzuhalten. Massgebend ist das natürliche Empfinden, das weder durch Reizmittel noch Gewohnheiten beeinträchtigt werden darf. Nur wo ganz knappe Ernährung beabsichtigt ist, soll das Hungergefühl durch längeres Kauen und Einspeicheln sowie durch eine verlangsamte Nahrungsaufnahme eingedämmt werden.

Mittagessen (Variante 1)
Früchte oder Früchte-Kaltschale
150–250 g
Grüner Salat 50–100 g
Grüner Salat fein gewiegt ca. 50 g
Rohgemüseplatte ca. 100–150 g
Nüsse aller Art ca. 20 g
Gurken, Tomaten usw. 100 g
evtl. 1 Glas unvergorener Apfel- oder
Traubensaft 200 g
Gemüsesaft (Spinat, Karotten usw.)
Spezielle Mineralwässer für Nierenkranke

Mittagessen (Variante 2)
Fruchtsaft ca. 100–200 g
Grüner Salat, fein gewiegt ca. 50 g
Rohe Gemüse, im Mixer püriert oder
passiert (Gurken, Tomaten usw.) 100 g
Gemüsesaft (Spinat, Karotten usw. mit
etwas Sesamrahm (Rezept Seite 100) und
Zitronensaft 100 g
Mandel- oder Sesammilch ca. 200 g
evtl. Apfel- oder Traubensaft 200 g
alkalisches Mineralwasser für Nierenkranke

Nachtessen
Birchermüsli 150–200 g
Nüsse 20–30 g
Früchte 100–200 g
evtl. Hagebuttentee 1 Tasse
oder
Birchermüesli 150–200 g
Mandelmilch ca. 200 g
Fruchtsaft 200 g
evtl. 1 Tasse Hagebuttentee

Rohkosttag mit Zulage

Morgens und abends
genau wie am Rohkosttag.

Mittags
Früchte, Nüsse, Rohgemüseplatte,
2 dl Gemüsebouillon, 2 Backkartoffeln

Übergangskost (salzlose Nierenschonkost)

Frühstück
Birchermüesli mit geriebenen Nüssen
2 Stück Vollkornbrot
etwa 15 g Butter
Früchte
Kräutertee oder Milch oder Joghurt

Mittagessen
Früchte
Rohgemüse: Blumenkohl, Spinat,
Kopfsalat
Kartoffelsuppe
Gedämpftes Tomatengemüse
Vollreis, nur mit frischer Butter, ohne
Käse, schwach gesalzen

Abendessen
wie Frühstück

Wochenpläne

Strenge Kost: salzlose, natriumarme Kost (1 Woche)

1. Tag
Frühstück
Mandelmilchmüesli
Salzloses Vollkornbrot
(Ungesalzene) Butter
Früchte (Auswahl): Orangen, Birnen, Äpfel, Kirschen, Weichselkirschen, Zwetschgen, Pflaumen, Wassermelonen, Melonen, Mandarinen, Johannisbeeren (rote und schwarze), Bananen, getrocknete Feigen, Weinbeeren
Nüsse: Mandeln, Haselnüsse, Paranüsse, Walnüsse
Tee: Kräutertee, Honig

Mittagessen
Früchte: (wie oben)
Rohgemüse: Blumenkohl, Lattich
Gekochte Speisen: Bohnen, Kartoffelrösti
Bananencreme mit Soja-Milch, etwas Rahm und Rohzucker,
oder Reis-Zitronen-Pudding

Abendessen
Wie Frühstück, mit Zulage von Grünkernsuppe.

2. Tag
Frühstück
alle Tage dasselbe

Mittagessen
Früchte
Rohgemüse: Kohlrabi, Kopfsalat
Gekochte Speisen: Gemüsebouillon (aus Zwiebeln, Lauch, Grünkohl, Kartoffelschalen, Sauerampfer)
Blumenkohl. Petersilienkartoffeln

Abendessen
Wie Frühstück, mit Zulage von Getreidebrei mit Weinbeeren

3. Tag
Frühstück
wie oben

Mittagessen
Früchte
Rohgemüse: Pastinake, Kopfsalat
Gekochte Speisen: Erbsen, gedämpft im Reisring
Fruchtgelee, mit Agar-Agar zubereitet

Abendessen
Wie oben, mit Zulage von dicker Kartoffelsuppe

4. Tag
Frühstück
wie oben

Mittagessen
Früchte
Rohgemüse: Blumenkohl, Kresse
Gekochte Speisen: Gerstensuppe, gedämpfte Kohlrabi, Kartoffelpüree, mit Soja-Milch zubereitet

Abendessen
Früchte und Nüsse
Reisbrei mit Soja-Milch
Pflaumenkompott

5. Tag
Frühstück
wie oben

Mittagessen
Früchte
Rohgemüse: Chicorée, Grünkohl
Gekochte Speisen: Lattich, gedämpft, Haferflockenbrätlinge mit Soja (statt Eiern)
Gefüllte Äpfel (mit Weinbeeren und Nüssen)

Abendessen
wie Frühstück, statt Tee Soja-Milch

6. Tag
Frühstück
wie oben

Mittagessen
Früchte
Rohgemüse: Pastinake, Rosenkohl
Gekochte Speisen: Reissuppe
Brokkoli, gedämpft, Kümmelkartoffeln

Abendessen
wie oben

7. Tag
Frühstück
wie oben

Mittagessen
Früchte
Rohgemüse: Chicorée, Lattich
Gekochte Speisen: Rosenkohl, gedämpft, japanischer Reis
Bananen-Kaltschale

Abendessen
Wie oben, mit Zulage von natriumfreiem Käse

Weniger strenge Kost: salzarme Kost (1 Woche)

1. Tag
Früchte, Dörrfrüchte
Rohgemüse: Karotten, Endivien, Kopfsalat
Gemüsebrühe mit Brotwürfelchen o. S.
Schwarzwurzeln mit Zitrone und Rahm
Tomatenkartoffeln

2. Tag
Früchte, Dörrfrüchte
Rohgemüse: Randen, Gurken, Kresse
Tomaten gefüllt mit Reis
Zitronencreme

3. Tag
Früchte
Rohgemüse: Sellerie, Tomaten, Feldsalat (Nüsslisalat)
Griesssuppe
Gehackter Kohl
Kümmelkartoffeln

4. Tag
Früchte
Rohgemüse: Schwarzwurzeln, Spinat, Endivien
Maisschnitten
Apfelcreme

5. Tag
Früchte
Rohgemüse: Rettich, Zucchetti, Kopfsalat
Gemüsesuppe
Krautstiele in Sauce
Lyoner Kartoffeln

6. Tag
Früchte
Rohgemüse: Blumenkohl, Kresse, Kopfsalat
Kerbelsuppe
Spinatteigwaren mit Tomatensauce und salzlosem Käse

7. Tag
Früchte
Rohgemüse: Rohe gefüllte Tomaten mit Selleriesalat und Kopfsalat
Gedämpfte Stachys mit etwas Zitronensaft
Kartoffelpüree mit Tomaten und Kräuterpulver bestreut
Griessköpfchen mit Himbeersirup

Frühstück
Birchermüesli oder Früchte oder Fruchtsaft
Vollkornbrot mit Malzextrakt und ohne Salz gebacken
Butter oder Reform-Pflanzenmargarine
Hagebuttentee oder Kräutertee
Nüsse, gerieben oder ganz

Nachtessen
Früchte oder Fruchtsalat oder
½ Grapefruit
oder Birchermüesli

Dazu eine Suppe, Brot, salzloser Käse
oder Backkartoffeln mit Kräuterquark
und Salat
oder belegte Brötchen und Salat usw.

Rezepte für Menschen mit Atemwegs- und Lungenkrankheiten

Bei allergischer Rhinitis und Asthma bronchiale soll man alle Rezepte, die mit einem (*) bezeichnet sind, nicht verwenden, da an diesen Krankheiten allergische Phänomene wesentlich beteiligt sind. Tierische Proteine sind den menschlichen so ähnlich, dass die Unterscheidung das Immunsystem belastet. Besonders bei den allergischen Krankheiten der Atemwege besteht in der Regel eine Unverträglichkeit für Milcheiweiss und Weizen, oft auch gegen Hühnerei, Pilze und Backhefe. Darum soll man die mit (*) bezeichneten Rezepte in solchen Situationen nicht zubereiten.

Frischsäfte

Säfte sind „Rohkost" in mechanisch verfeinerter Form als zusätzliche spezielle Anreicherung und wenn grobe Bestandteile (Zellulose) verboten sind. Die unzerkleinerte Rohkost ist aber immer hochwertiger und kann auf die Dauer durch Säfte nicht ersetzt werden. Für die Zubereitung von Säften werden die Rohgemüse gründlich gereinigt, mit einer Handpresse oder elektrischen Zentrifuge gepresst und sofort serviert. Jedes Stehenlassen bedeutet Werteverlust. Wird eine kleine Handpresse verwendet, müssen Früchte und Gemüse zerkleinert werden. Dann muss man Äpfel, Birnen und alle Knollengemüse fein raffeln, Blattgemüse und Kräuter fein wiegen. Dies ist sehr aufwendig, sodass sich eine Frischsaft-Zentrifuge lohnt.

Fruchtsäfte

Ungemischte Fruchtsäfte
Orangen, Mandarinen, Grapefruits, Äpfel, Birnen, Trauben, Erdbeeren, Heidelbeeren, Johannisbeeren, Cassis, Himbeeren, Pfirsiche, Aprikosen, Pflaumen, Mango, Kaki, Kiwi.

Gemischte Fruchtsäfte
(Zitrusfrüchte nur, falls keine Überempfindlichkeit dagegen besteht) z.B. Orangen, Mandarinen, Grapefruits, Kaki oder Beerensaft mit Apfelsaft oder Beerensaft mit Pfirsich-, Aprikosen- oder Pflaumensaft oder geschlagene Bananen mit Orangen-, Beeren-, Pfirsich-, Mango- oder Aprikosensaft.

Beigaben je nach Wunsch oder Vorschrift: Zitronensaft, Honig, Ahornsirup, Fruchtkonzentrat, Mandelpüree, Joghurt, Mandelmilch, Leinsamen-, Reis- oder Gerstenschleim.

Gemüsesäfte

Frisch verabreicht haben sie einen hohen Mineral- und Vitamingehalt. Jeder Saft hat seinen speziellen Wert.

Ungemischte Gemüsesäfte
Tomaten, Karotten, Randen (Rote Bete), Rettich, Kohl, Sellerie, sämtliche Blatt-, Knollen- und Wurzelgemüse. Im Frühling Blutreinigungskur mit Brennnessel-, Sauerampfer- und Löwenzahnsaft.

Gemischte Gemüsesäfte
Karotten, Tomaten, Spinat zu gleichen Teilen (schmeckt vorzüglich)
Tomaten und Karotten
Tomaten und Spinat
Andere Mischungen (und Cocktails) können nach eigenem Geschmack kombiniert werden.
Abwechslungsweise: Sauerampfer, Brennnessel, Schnittlauch, Petersilie, Zwiebeln, zarte Sellerieblätter oder Knollen und andere Kräuter mitpressen.

Beigaben pro Glas (1½–2 dl): 1 Essl. Mandelpüree oder Buttermilch, etwas Zitronensaft, evtl. etwas Fruchtkonzentrat. Evtl. Leinsamen-, Reis- oder Gerstenschleim. Es können auch andere Blattgemüse oder Salate verwendet werden, z. B. Weisskraut, Endivien, Feldsalat (Nüsslisalat), Lattich, Löwenzahn.

Kartoffelsaft
Gut gereinigte, evtl. geschälte Kartoffeln. Man darf keine unreifen, angegrünte oder gekeimte verwenden. Falls schwarze Stellen daran sind, müssen diese, wie bei allen Wurzelgemüsen, ausgeschnitten werden, da solche Schimmelpilze die Inselzellen der Bauchspeicheldrüse vergiften. Zubereiten wie Karottensaft. Man darf nur eine kleine Kartoffel verwenden, da rohe Kartoffeln Solanin enthalten, das in grösserer Menge giftig ist. Man kann den Geschmack verbessern, indem man einen Apfel dazu zentrifugiert. Kartoffelsaft wirkt gut gegen Sodbrennen, darf aber nicht oft getrunken werden.

Schleim als Zusatz zu Säften

Der Schleim wird den Rohsäften zu 1/3 beigemischt; er neutralisiert die Schärfe des Frucht- oder Gemüsegeschmacks. Das Tagesquantum kann einmal täglich zubereitet und in der Thermosflasche bis zum Gebrauch aufbewahrt werden.

Reis- oder Gerstenschleim
1 gehäuften Teel. Reis- oder Gerstenvollkornmehl mit 2 dl kaltem Wasser anrühren und unter ständigem Rühren 5 Min. kochen. Erkalten lassen.

Birchermüesli

Alle Rezepte sind für 1 Person berechnet.

Das Apfelmüesli

Das Original-Apfelmüesli, wie es Dr. Maximilian Bircher seinerzeit erfunden und tausendfach erfolgreich an seinen Patienten angewendet hat, ist auch nach unserer langjährigen Erfahrung eine ganz hervorragende Diätspeise geblieben, wenn es richtig zubereitet wird. Am besten eignen sich für das Müesli die sauren, weissfleischigen, saftigen Äpfel, z. B. Klaräpfel, Gravensteiner, Granny Smith, Menznauer Jäger, Jonathan, Ontario, Rubinette, Glockenäpfel, Braeburn, Topas, Champagner-Reinetten, Cox Orange, aber auch Golden Delicious und Gala, wenn nicht überreif. Bei der Verwendung von trockeneren und faden Apfelsorten kann das Aroma angereichert werden mit etwas frisch abgeriebener Schale von ungespritzten Orangen oder Zitronen oder auch mit Orangensaft oder mit etwas Hagebuttenmus oder etwas frisch geriebenem Ingwer.

Apfelmüesli mit Mandel- oder Sesampüree (vegan)

Da heute sehr viele Menschen wegen der industriellen Verarbeitung Kuhmilch, Joghurt und Sauerrahm nicht mehr vertragen, ist dieses Rezept für die meisten Menschen das geeignetste:

Grundrezept

1 Essl. Haferflocken
3 Essl. Wasser
½ Essl. Zitronensaft
1 Essl. Mandel- oder Sesampüree
1 Essl. Honig
3 Essl. Wasser
200 g Äpfel
1 Essl. Haselnüsse oder Mandeln, gerieben

Haferflocken ein paar Stunden einweichen. Wenn man feine, biologische, vorgedämpfte „Rapidflocken“ verwendet, ist das Einweichen nicht unbedingt nötig. Zitronensaft, Püree, Honig und Wasser mit dem Schwingbesen zu einer sämigen Sauce rühren, Haferflocken beifügen. Die Äpfel mit der Bircher-Raffel hineinreiben und oft umrühren, damit sie nicht braun werden. Man kann auch die Äpfel in Stücke schneiden und mit dem Stabmixer verarbeiten. Wenn man sie nicht allzu glatt mixt, erhält man dasselbe Resultat, wie mit der Raffel. Mandeln darüberstreuen, sofort servieren. Mit mundgerechten Fruchtstückchen oder Beeren dekorieren.

Varianten: Statt Haferflocken können Weizen*-, Reis-, Gerste-, Roggen-, Hirse-, Buchweizen- oder Sojaflocken verwendet werden, evtl. auch mit Hefeflocken* gemischt (Anreicherung mit Vitamin B12). Mit Haferflocken ist es aber am besten verdaulich. Viele Menschen vertragen heute Hefe nicht mehr, da sie in allen Formen: als Backhefe, Hefegewürze, als Geschmacksverstärker usw. zu oft verwendet wird.

N.B. zu „Hefeextrakten“: Diese enthalten oft Glutamat, da die Politiker erlaubt haben, dass man dieses nicht mehr deklarieren muss, sondern als „Hefeextrakt“ getarnt beifügen darf. Glutamat ist schädlich für die Gesundheit.

Apfelmüesli mit Joghurt oder Sauer- oder Buttermilch*

1 Essl. Haferflocken
3 Essl. Wasser
2 Essl. Bifidus-Joghurt oder Bifidus-Sauer- oder Buttermilch
1 Teel. Honig
200 g Äpfel
1 Essl. Haselnüsse oder Mandeln, gerieben

Die Haferflocken, wenn möglich, ein paar Stunden einweichen. Haferflocken mit Joghurt* oder Sauermilch* und Honig zu glatter Sauce rühren. Die gewaschenen, von Stiel und Fliege befreiten Äpfel auf der Bircher-Raffel direkt in die Sauce reiben und öfters umrühren, damit das Müesli appetitlich weiss bleibt. Die Nüsse darüberstreuen und sofort servieren. Nie stehen lassen.

Andere Variante: 1 Teel. eingeweichte Haferflocken mischen mit 1 Teel. Getreidekörner (24 Stunden in Wasser einweichen, dann auf ein Sieb leeren, kalt abspülen, ganz, geschrotet oder gemixt).

Apfelmüesli mit Rahm*

(Für Menschen mit Asthma bronchiale oder allergischer Rhinitis ist dieses Rezept nicht geeignet. Es ist ein speziell angereichertes Rezept bei erwünschter Gewichtszunahme.)

1 Essl. (8 g) feine Haferflocken
3 Essl. Wasser
½ Essl. Zitronensaft
3–4 Essl. Rahm
1 Essl. Honig
200 g Äpfel
1 Essl. Haselnüsse oder Mandeln, gerieben

Zubereitung wie Grundrezept.

Müesli mit Beeren oder Steinobst

(besonders reich an Vitamin C)

Zubereitung einer Mandel- oder Sesampüree-Sauce oder Joghurt-Sauce*. Zuletzt beifügen:

150–200 g Erdbeeren oder Himbeeren, Heidelbeeren, Johannisbeeren, Cassis oder Brombeeren, mit der Gabel leicht zerdrückt
oder
150–200 g Zwetschgen, Pfirsiche oder Aprikosen, entsteint und durch die Hackmaschine getrieben oder mit dem Messer fein geschnitten.

Müesli mit verschiedenen Früchten

Folgende Kombinationen schmecken besonders gut:
Erdbeeren und Himbeeren
Erdbeeren, Himbeeren und Johannisbeeren
Erdbeeren und Äpfel
Brombeeren und Äpfel
Äpfel mit fein geschnittenen Orangen- und Mandarinenschnitzen
Äpfel und Bananen
Äpfel und Pfirsiche
Sauce: Mandelpüree- oder Sesampüree-Sauce oder Joghurt-Sauce*.
Nur frische Früchte, keinesfalls Früchte aus der Dose (Fruchtsalat etc.!) verwenden.

Müesli mit getrockneten Früchten

Stehen einmal keine frischen Früchte zur Verfügung, kann man das Müesli auch mit Dörrobst (Äpfel, Aprikosen, Zwetschgen, Birnen) zubereiten. 100 g getrocknete Früchte werden gewaschen, 12 Stunden in kaltem Wasser eingeweicht und durch die Hackmaschine getrieben. Mit Mandelpüree- oder Sesampüree-Sauce oder Joghurtsauce* vermengen. Bei Dörrobst soll man unbedingt auf gute Qualität ohne Konservierungs- und Bleichmittel achten, sonst könnten Magen- und Darm-Störungen auftreten.

Müesli mit Kondensmilch*

Sollten einmal weder Mandel- oder Sesampüree noch Frischjoghurt vorrätig sein, so kann das Müesli auch mit Kondensmilch nach dem ursprünglichen Originalrezept zubereitet werden. Nachteil: Die Kondensmilch ist meist gezuckert.

Früchte-Frischkorn-Speisen

Frischkornschrotbrei mit Banane

2 Essl. Getreideschrot (Weizen*, Roggen, Hafer)
½ Banane
1 Teel. Honig
Zitrone nach Geschmack

Getreideschrot 12 Stunden einweichen, dann mixen. Die Banane mit der Gabel zerdrücken und beifügen. Mit Honig und Zitronensaft abschmecken. Sofort servieren.

Frischkornschrot mit Beeren

1 gestr. Essl. frisch geschrotetes Vollkorn (Weizen*, Roggen, Hafer)
1 Essl. Wasser
1 Essl. Honig
Zitronensaft nach Belieben
100 g Beeren (irgendwelcher Art)

Schrot ca. 6 Std. einweichen. Beeren mit dem Holzlöffel zerdrücken oder mixen und zusammen mit Honig und Zitronensaft unter den Schrot mischen.

Frischkornschrot mit Orangensaft

1 gestr. Essl. frisch geschrotetes Vollkorn (Weizen*, Roggen, Hafer)
1 Essl. Wasser
1 Essl. Honig
1 dl Orangensaft
1 Essl. geriebene Nüsse

Getreideschrot ca. 6 Std. einweichen. Honig, Orangensaft und Nüsse daruntermischen.
Der Frischkornschrot kann auch ungemixt, nur eingeweicht daruntergemischt werden.

Kaltschalen

Kaltschale

2 Pfirsiche oder Beeren
oder Steinobst oder Kernobst
2 Essl. Fruchtzucker
1 Teel. Agar-Agar
1 dl Wasser
Zitronensaft

Pfirsiche fein schneiden, Beeren ganz lassen, Stein- oder Kernobst zerkleinern und mit Zitronensaft übergiessen, um das Braunwerden zu verhindern. Für die Sauce Fruchtzucker und Agar-Agar-Pulver trocken vermischen, dann mit Wasser aufkochen, bis das Agar-Agar sich ganz aufgelöst hat. Warm über die Früchte giessen, dann erkalten lassen.

Rohgemüse und Salate

Bei der Zubereitung von Rohgemüse und Salaten beachte man drei Punkte:

1. Frische und Qualität

Für die Diät für Lungenkranke (wie übrigens auch für alle anderen Diäten und eine vollwertige Alltagsernährung) sollen nur sonnengereifte, biologisch gezüchtete Gemüse und Salate verwendet werden. Sie sind nicht nur gesundheitlich, sondern auch geschmacklich am besten. Heute ist das Angebot aus biologisch geführten Betrieben mit Qualitätsgarantie sehr gross; auch in Supermärkten wird Biogemüse angeboten. Natürlich ist es besonders schön, Gemüse und Salate aus dem eigenen Garten zu gewinnen. Kräuter und Tomaten lassen sich auch auf dem Balkon ziehen. Man wähle junge, zarte Blattsalate und Wurzelgemüse, nicht gebleicht, ohne welke Blätter oder angefaulte Strünke.
Für eine Heildiät ist es besonders wichtig, nur ganz frische und qualitativ erstklassige Pflanzen zu verwenden. Rohgemüse werden direkt vor dem Essen zubereitet und immer sofort mit der Sauce vermischt. Beim Stehenlassen an der Luft nimmt der Vitamingehalt der zerkleinerten Gemüse und Salate deutlich ab.

2. Gute Reinigung

Biologisch und ohne Jauchedüngung angebaute Gemüse enthalten keine Wurmeier. Trotzdem müssen alle frischen Pflanzen gründlich und sorgfältig gereinigt werden. Dabei ist zu bedenken, dass wasserlösliche Substanzen wie Vitamin C, Vitamine der B-Gruppe und Mineralstoffe im Wasser ausgelaugt werden.

3. Harmonische Zusammenstellung

Jeder Salatteller soll wenn möglich aus dem Dreiklang: Wurzel-Frucht-Blatt bestehen. Besonders grüner Blattsalat gehört in der Heildiät immer dazu. Bei den Saucen ist Abwechslung für die verschiedenen Zutaten der Rohkost erwünscht. Ein farblich schön zusammengestellter Salatteller erfreut nebst dem Gaumen auch das Auge und regt den Appetit an. Kleine Garnituren aus Kräutern, Radieschen, jungen Karotten oder Oliven machen das Rohgemüsegericht noch farbenfroher und festlicher. Die Dreizahl sollte jedoch im Alltag pro Mahlzeit nicht überschritten werden; ein übertriebenes Vielerlei kann die Verdauung stören.

Reinigung der Blattgemüse

Bei Kopfsalat, Endivien, Lattich, Eisberg und ähnlichen Grünblattsalaten, bei Weisskraut, Kohl und Rotkraut usw. die Blätter auseinandernehmen und einzeln unter dem laufenden Wasser sorgfältig reinigen. Mehrere Male nachspülen und gut ausschwingen.
Kleinblättrige Salate wie Feld-(Nüssli-) und Schnittsalat, Spinat, Löwenzahn, Kresse, Rucola und Rosenkohl mehrmals in kleinen Portionen durchspülen, Würzelchen und zähe Stiele entfernen.
Chicorée und Cicorino halbieren, äussere Blätter entfernen und gut durchspülen.

Reinigung der Wurzelgemüse

Sellerie, Karotten, Rettich, Radieschen, Randen, Kohlrabi, Schwarzwurzeln mit einer Bürste unter dem laufenden Wasser reinigen, schälen und sofort in die fertige Sauce raffeln oder hobeln und gut mischen, damit die Gemüse ihre frische Farbe nicht verlieren.

Reinigung der Gemüsefrüchte

Tomaten waschen und in Schnitze oder Scheiben schneiden. Gurken schälen und klein schneiden oder hobeln. Biologisch gezogene junge Gurken brauchen nicht geschält zu werden.
Für Salate nur junge, zarte Zucchetti verwenden, gut waschen, nicht schälen, in Ringe oder Stäbchen schneiden. Grüne und gelbe Peperoni (Paprikaschoten) sind weniger scharf als die roten. Waschen, halbieren, Kerne entfernen und klein schneiden. Leider stammen heute Peperoni fast ausschliesslich aus Hors-sol-Anbau. Blumenkohl und Brokkoli in grössere Stücke zerlegen, rüsten und gründlich unter laufendem Wasser reinigen.
Stangensellerie waschen, schälen, zähe Teile wegschneiden. Lauch und Fenchel halbieren, rüsten und unter der Brause waschen.

Rohgemüse, gemischt

Chicorée mit Tomatenwürfelchen:
Ölsauce oder Mayonnaise

Peperoni und Fenchel:
Ölsauce

Fenchel, Chicorée und Tomatenwürfelchen:
Mayonnaise oder Mandelpüreesauce

Fenchel und Karotten:
Rahmsauce* oder Mandelpüreesauce

Blumenkohl und Karotten:
Rahmsauce* oder Mandelpüreesauce

Tomaten und Peperoni:
Ölsauce oder Mayonnaise*

Diese Mischsalate müssen sehr gut gekaut werden. Bei Übelkeit ohne Sauce reichen.

Tomaten, roh, gefüllt

mit Gurken:
Ölsauce oder Mayonnaise*

mit Sellerie:
Rahmsauce* oder Mandelpüreesauce

mit Blumenkohl:
Rahmsauce* oder Mandelpüreesauce

Sellerie-Apfel-Bananen-Rohkost

20 g Quark*
3 Essl. Rahm* oder Joghurt*
Saft von ½ Zitrone
200 g fein gewürfelte Äpfel
100 g Bananenrädchen
50 g geriebener Sellerie
einige Walnüsse

Quark mit Rahm oder Joghurt verrühren, die weiteren Zutaten gut damit vermischen, evtl. etwas Joghurt beifügen, falls die Mischung zu trocken ist. Mit einigen Walnüssen garnieren.
Bei veganer Diät kann statt Rahm Sesamrahm verwendet werden.

Getreidekörner, gekeimt

Besonders hoher Gehalt an Vitamin-E- und -B-Gruppe. Allgemeine Kräftigung.
Weizen*, Roggen, Hafer, Gerste.
1. Tag, abends: Körner im Sieb unter der Dusche oder dem Wasserstrahl waschen und in ein Schüsselchen geben. Mit Wasser überdecken. Zimmertemperatur, Ofennähe.
2. Tag, morgens: Abspülen und auf flachem Teller trocken ausbreiten. Zimmertemperatur, Ofennähe.
Abends: In das Schüsselchen geben und wieder mit Wasser überdecken. Zimmertemperatur, Ofennähe.
3. Tag, morgens: Abspülen und auf dem Teller trocken ausbreiten.
Abends: In das Schüsselchen geben und mit Wasser überdecken. Zimmertemperatur, Ofennähe.
Die Körner sollen 1–2 cm lange Keime entwickelt haben.

Speziell als Kindernahrung

Geschrotetes Getreide eingeweicht, gemixt mit Bananen, Honig, Wasser.

Sauerkrautsalat

Sauerkraut ist ein besonders wertvolles Rohgemüse, vor allem im Winter. Es ist roh leichter verdaulich als gekocht und wirkt galletreibend und desinfizierend. Verwenden Sie nach Möglichkeit das salzarme Bio-Sauerkraut. Eine Beigabe von klein geschnittenem rohem Sauerkraut kann Geschmack und Bekömmlichkeit von gedämpftem Sauerkraut wesentlich verbessern. Für einen Salat wird Sauerkraut gelockert und klein geschnitten, mit einigen Kümmelkörnern oder gemahlenem Kümmel, 3–4 zerkleinerten Wacholderbeeren, gehackter Zwiebel und einem in kleine Streifen geschnittenen Apfel oder klein gewürfelter frischer Ananas vermischt. Als Sauce wählt man Ölsauce. Dazu passen besonders gut Nüsslisalat (Feldsalat) und ein rohes Wurzelgemüse.

Gemixte – pürierte Rohgemüse

Schreibt der Arzt „pürierte Kost“ vor, so können gewisse Rohgemüse im Mixer zusammen mit der Sauce gemixt werden. Dies als Übergang von saftförmiger zu normaler Rohgemüsenahrung.

Beispiele:

1 Tomate 70 g, 1 Handvoll Spinat 30 g, 1 kleine Karotte 70 g, eine Messerspitze Majoran, mit Ölsauce

1 Tomate 70 g, 1 Handvoll Kopfsalat 20 g, 1 kleines Stück Sellerie 20 g, mit Rahmsauce* (als Gewürz Liebstöckel)

Randen (Rote Bete) 30 g, Zucchetti 40 g, Kopfsalat 20 g, mit Rahmsauce* (als Gewürz Dill)

Sellerie 40 g, Karotten 40 g, Spinat 20 g, Mandelpüreesauce (als Gewürz Rosmarin).

Zum Rohgenuss geeignete Gemüse und die dazu passenden Kräuter und Saucen

Gewürze

Frische Wild- und Küchenkräuter sind vitalstoffreich und ermöglichen fein dosiert eine reiche Abwechslung in Geschmack und Duft der Speisen und Rohsalate, sie regen den Appetit und die Verdauungssekretion an. Auch gehackte Zwiebeln, Knoblauch, geriebener Meerrettich, Ginger, Kardamom, Kelpamare und Sojawürzen (z.B. Miso) aus dem Reformhaus bereichern die Gerichte an wertvollem Gehalt und Aroma. Scharfe Gewürze wie Senf, Chili, Pfeffer, Curry sollen nur in kleinen Mengen verwendet werden, denn zu starke Reize auf die Verdauungssäfte können Durst, Übelkeit, Magenbrennen, Verdauungsbeschwerden und Kopfweh verursachen.

Salatsaucen

Die Mengenangaben sind für 1 Person berechnet. Da im Allgemeinen viel zu viel Salz genossen wird, was sich nachteilig für die Gesundheit auswirkt, werden alle Saucen für Salate und Rohkost salzlos zubereitet. Statt Salz verwenden wir frische Küchenkräuter, Zwiebeln, Sojaprodukte (z.B. Miro), Kelpamare, evtl. gepressten Knoblauch.

Zur Zubereitung der Rohkost

Wichtig ist, dass immer zuerst die Sauce für die Salate und Rohgemüse hergestellt wird, um dann die sorgfältig gewaschenen Blätter oder Wurzeln direkt in die Sauce zu reiben, zu hobeln oder zu schneiden und sie sofort mit der Sauce zu vermischen. Auf diese Weise wird eine Wertverminderung durch Einwirkung von Luft-Sauerstoff möglichst vermieden. Dies ist besonders deutlich sichtbar bei geriebenen Äpfeln und Sellerie, die sich ohne Sauce rasch verfärben, aber gemischt mit Sauce schön weiss bleiben. Doch auch angemachte Salate und Rohgemüse sollen nicht lange stehen bleiben, sondern möglichst bald gegessen werden.

Ölsauce
1 Essl. Öl (Raps-, Sonnenblumen- oder Olivenöl aus erster Kaltpressung, Distelöl, Baumnussöl)
1 Teel. Zitronensaft oder biol. Obstessig
evtl. Knoblauch, gepresst
1 Teel. frische oder 1 Messerspitze getrocknete Kräuter

Alle Zutaten vermischen und die Sauce sämig schwingen. Sehr schmackhaft wird die Sauce durch einen Spritzer Sojasauce oder Kelpamare.
Diese klassische Salatsauce passt zu allen Blattsalaten (Kopfsalat, Lattich, Kresse usw.) und Fruchtsalaten (Tomaten, Gurken usw.)

Quark-Joghurtsauce*
(bei fettarmer Diät)
1 Essl. Magerquark
3 Essl. Joghurt oder Sauermilch
½ Teel. Zitronensaft
frische, fein gehackte Kräuter
fein gehackte Zwiebel oder
gepresster Knoblauch

Alle Zutaten mit dem Schwingbesen gut vermischen.
Passt besonders gut zu Wurzelgemüsen (Karotten, Sellerie, Rettich usw.)

Joghurtsauce*
(für die fettarme Diät)
2–3 Essl. Joghurt
einige Tropfen Zitronensaft
evtl. etwas Zwiebeln, gerieben
evtl. Knoblauch, durchgepresst
1 Teel. frische oder 1 Messerspitze getrocknete Kräuter

Alle Zutaten mit dem Schwingbesen gut vermischen.
Eine erfrischende Sauce zu Kresse oder Spinat, zu Fruchtsalaten (Tomaten, Gurken) und zu Wurzelgemüsen (Kohlrabi, Rettich, Radieschen).

Rahmsauce*
2 Essl. Sauerrahm
1 Teel. Magerquark
1 Teel. Zitronensaft
ganz wenig Pfeffer
1 Teel. frische oder 1 Messerspitze getrocknete Kräuter

Mit dem Schwingbesen alle Zutaten gut vermischen.
Passt zu fast allen Wurzel- und Fruchtsalaten. Zur Abwechslung kann man den Zitronensaft durch Orangensaft ersetzen, gibt der Rohkost eine neue Note. Zu Sellerie-, Randen- (Rote Bete) oder Chicoréesalat kann man dieser Sauce etwas frisch geriebenen Meerrettich beifügen, schmeckt sehr anregend.

Mandelpüree- oder Sesampüree-Sauce (vegan)
(Diät ohne tierisches Eiweiss)
1 Essl. Mandel- oder Sesampüree
3 Essl. Wasser
1 Teel. Zitronensaft
evtl. Knoblauch, durchgepresst
1 Teel. frische oder 1 Messerspitze getrocknete Kräuter

Sesam- oder Mandelpüree mit dem Wasser langsam glatt rühren und dann die übrigen Zutaten dazugeben.
Diese sehr schmackhafte Sauce passt ausgezeichnet zu Wurzelgemüsen.

Mayonnaise, klassisches Rezept*
für 4 Personen:
1 Eigelb
1 Essl. Zitronensaft
2 dl Öl
Zwiebel, Kräuter, wenig Kelpamare

Das Eigelb mit einigen Tropfen Zitronensaft gut verquirlen. Unter gleichmässigem Rühren mit dem Schwingbesen das Öl tropfenweise beifügen. Wird die Mayonnaise zu dick, mit etwas Zitronensaft verdünnen. Zuletzt nach Belieben würzen.

Für 1 Portion:
1 Essl. Mayonnaise
1 Teel. Zitronensaft
1 Teel. frische oder
1 Messerspitze getrocknete Kräuter

Alles gut vermischen.

Mayonnaise aus Soja-Vollkornmehl statt Ei
(Rezept bei veganer Ernährung und Verbot von tierischem Eiweiss)
(ergibt 6–8 Portionen)
2 Essl. weizenfreies Soja-Vollkornmehl
6 Essl. Wasser
2 dl Öl

Soja-Vollkornmehl und Wasser zu einer glatten Masse verrühren, Öl langsam unter ständigem Rühren mit dem Schwingbesen beifügen.
Die Mayonnaise kann im Kühlschrank ein paar Tage aufbewahrt werden.

Für 1 Portion braucht man:
1 Essl. Mayonnaise
1 Teel. Zitronensaft
evtl. etwas Senf
1 Teel. frische oder 1 Messerspitze getrocknete Kräuter

Alle Zutaten gut vermischen.
Mayonnaise ist eine beliebte Sauce zu vielen Fruchtsalaten und Wurzelgemüsen.

Quark-Mayonnaise*
1 Essl. Rahm- oder Magerquark
1–2 Essl. Milch
evtl. 1 Eigelb
1–2 Essl. Öl
½ Teel. Diätsenf
1 Teel. Zitronensaft

etwas Kelpamare
viel frische, gehackte Kräuter

Quark und Milch glatt rühren, evtl. das Eigelb zum Verfeinern zufügen. Öl, Senf und Zitronensaft gut daruntermischen, mit Kelpamare und Kräutern würzen.

Pikante Quarksauce*
(wenn keine Fettempfindlichkeit besteht)
1 Essl. Quark
3 Essl. Joghurt oder 1 Essl. Rahm und
2 Essl. Joghurt
1 Teel. Sojamehl oder
1 Eigelb
1 Essl. Zitronensaft
etwas Meerrettich
oder Muskat und Curry
½ Apfel, fein gerieben
Kresse oder Kerbel, gehackt
½ Teel. Fruchtkonzentrat oder
Sanddorn

Alle Zutaten gut verrühren oder mixen, die Gewürze nach Geschmack variieren.

Salatsaucen, süss-sauer
Zur Abwechslung kann jede Salatsauce durch Zugabe von etwas Obstsaft-Konzentrat, Birnendicksaft (Birnel), Honig oder Tomatenpüree süss-sauer abgeschmeckt werden. Auch Sauermilch, verrührt mit Obstsaft-Konzentrat oder Birnel ergibt eine fettarme Sauce, die sich gut für Karotten- oder Blattsalate eignet.

Schnittlauch, Petersilie und Zwiebeln können nach Geschmack und mit Mass jedem Rohgemüse zugefügt werden.

Die Mayonnaisesauce kann auch mit dem veganen Rezept (Seite 98) zubereitet werden. Statt Joghurt- und Rahmsauce kann man Mandelpüreesauce verwenden. Rahm kann auch durch Sesamrahm ersetzt werden (Rezept Seite 100).

Vorschläge für passende Saucen zu Salaten und Rohgemüse

Art des Salats	Zubereitung	Sauce	Kräuter
Kopfsalat	nicht zerkleinern	Ölsauce	Schnittlauch, Zwiebel
Schnittsalat	nicht zerkleinern	Ölsauce	Schnittlauch, Zwiebel
Endivien	1 cm breite Streifen schneiden	Ölsauce	Zwiebel, Petersilie
Feldsalat	nicht zerkleinern	Ölsauce	Zwiebel, Petersilie
Kresse	nicht zerkleinern	Joghurtsauce*	Schnittlauch
Spinat	½ breite Streifen schneiden	Joghurtsauce*	Pfefferminze
Kohlsalate: Weisskraut, Sauerkraut, Rosenkohl, Wirsing	hobeln, in feine Streifen schneiden	Ölsauce oder Nussdressing	Liebstöckel, Thymian, Bohnenkraut, Kümmel
Tomaten	in Scheiben oder Würfel schneiden	Ölsauce oder Joghurtsauce*	Basilikum, Thymian, Origano
Gurken	hobeln	Ölsauce	Dill
Fenchel	mit Messer fein schneiden	Rahmsauce* oder Ölsauce	Dill, Schnittlauch, Petersilie
Peperoni	in feine Streifchen schneiden	Ölsauce oder Mayonnaise*	Schnittlauch
Rettich	hobeln oder raffeln	Quarksauce*	Schnittlauch, Petersilie
Radieschen	hobeln oder fein schneiden	Joghurtsauce*	Schnittlauch, Petersilie
Stangensellerie	fein schneiden	Ölsauce oder Mandelpüreesauce	Schnittlauch, Thymian

Art des Salats	Zubereitung	Sauce	Kräuter
Zucchetti	auf grober Raffel raffeln oder in Scheiben schneiden	Ölsauce oder Mandelpüreesauce	Dill, Borretsch, Basilikum
Rübchen	fein raffeln	Joghurt*- oder Orangensauce	Schnittlauch, Liebstöckel
Sellerie	fein raffeln	Nussdressing	Ingwer
Randen	fein raffeln	Rahmsauce*	Meerrettich
Blumenkohl, Brokkoli	Röschen kurz abschneiden, Storzen raffeln	Knoblauchsauce	Schnittlauch
Chicorée	1 cm breite Streifen schneiden	Rahmsauce*	Estragon, Petersilie
Topinambur	raffeln	Mayonnaise*	Majoran, Thymian
Kohlrabi	hobeln oder raffeln	Joghurtsauce* oder Nussdressing	Thymian, Liebstöckel
Rotkraut	hobeln oder fein schneiden	Mandelpüreesauce	etwas geraffelter Apfel, Kümmel, Liebstöckel

Milcharten

Kuhmilch kann vollwertig durch folgende Pflanzenmilcharten ersetzt werden. Falls Kuhmilch gestattet ist, verwende man frische Vorzugsmilch (zum roh trinken) oder Joghurt.

Mandelmilch
Vegetabile Eiweiss-Öl-Nahrung, reich an wertvollen ungesättigten Pflanzenölen, einschleimend, lindernd
1 Essl. Mandelpüree
1½ Teel. Honig
1½ dl Wasser und ½ dl Obstsaft (bewirkt eine leichte Eindickung)

Mandelpüree und Honig mit dem Schneebesen verrühren und das Wasser tropfenweise zugeben. Zum Schluss den Obstsaft beifügen. Die Mandelmilch wird aber viel besser, wenn man sie mit dem Mixer zubereitet. Sie schmeckt aber auch ohne Obstsaft sehr gut.

Mandelmilch aus frischen Mandeln
Besonders leicht verdaulich
1½ Essl. Mandeln, geschält (keine bitteren!)
1 Teel. Honig
1½ dl Wasser

Mandeln, Honig und Wasser im Mixer mischen, evtl. zusätzlich passieren.

Pinienkernmilch
Sehr reich an leicht verdaulichen, den Stoffwechsel schonenden vegetabilen Ölen und Eiweiss
1½ Essl. Pinienkerne, gewaschen
1 Teel. Honig
1½ dl Wasser

Zubereiten wie Mandelmilch.

Sesammilch
2 dl Wasser (kalt oder warm)
1 gestr. Essl. Sesampüree
1 Teel. Zitronensaft
1 Teel. Honig

Sesampüree und Honig mit dem Schneebesen verrühren und das Wasser tropfenweise zugeben. Zum Schluss den Zitronensaft beifügen.

Sesamrahm
Wie Sesammilch, aber mit weniger Wasserzusatz. Als Rahmersatz bei gekochten Gerichten und bei Desserts.

Sesamfrappé
Wie Sesammilch oder Sesamrahm mit Beigabe von Obstsaft, Süssmost, Obstkonzentraten.

Sojamilch
1 Tasse Sojabohnen
7 Tassen Wasser
1 Essl. Fruchtzucker
Wasser

Sojabohnen waschen und trocknen, in einer Mandelmühle mahlen. 2 Std. einweichen, dann 20 Min. im Einweichwasser unter ständigem Rühren kochen und passieren. Wasser beifügen bis zur Konsistenz der Kuhmilch. Fruchtzucker zugeben und erkalten lassen.
Heute ist fertige Sojamilch im Reformhaus und allen grösseren Lebensmittelläden erhältlich. Sojamilch ist viel weniger gut verdaulich als Mandelmilch und bei Allergien nicht geeignet.

Butter, Pflanzenfette und Öle

In der Bircher-Küche verwenden wir für die Rohkost ausschliesslich biologische, kalt gepresste Öle sowie Mandel- und andere Nusspürees, für die Zubereitung gekochter Nahrung auch ganz sparsam etwas frische Butter zum Verfeinern und Pflanzenfette. Mehrfach ungesättigte Pflanzenöle dürfen grundsätzlich nicht erhitzt werden, da sonst freie Radikale entstehen. Olivenöl ist einfach ungesättigt und darf bis 170 Grad erhitzt werden.

Frische Butter
Zum Verfeinern der Gerichte.

Reform-Pflanzenmargarine und Reform-Speisefette
(in der Schweiz z.B. Nussella, Becel, Olima, in Deutschland Vitaquell, Eden) sind Pflanzenfett-Emulsionen aus natürlich festen, also ungehärteten Fetten wie Kokosöl oder Palmkernöl in Verbindung mit einem höchstmöglichen Anteil flüssiger Öle und Keimöle, insbesondere Sonnenblumen- oder Olivenöl. Sie sollen nicht erhitzt werden.

Nussmus und Mandelpüree
Sie haben einen sehr feinen nussähnlichen Geschmack. Vielseitig auch als Schonkost verwendbar oder anstelle von frischer Butter oder Pflanzenmargarine zu Gemüsen, Kartoffeln, Reis, Teigwaren, aber erst daran gemacht, wenn diese nicht mehr heiss sind.

Sonnenblumenöl kalt gepresst, Maiskeimöl, Distelöl, Leinöl, Olivenöl kalt gepresst
Biologisch schonend behandelt, reich an ungesättigten Fettsäuren, sind sie für die meisten Menschen leichter verdaulich als Butter. Die Pflanzenöle sollen aber, wie erwähnt, nicht erhitzt werden, da sich dabei gefährliche Radikale bilden können. Leinöl hat, wenn es frisch und nicht oxidiert ist, einen leichten Eigengeschmack, sobald dieser stärker wird, ist es ranzig und darf nicht mehr verwendet werden. Wir empfehlen jeden Tag 2 × 2 Esslöffel Leinöl einzunehmen, da es zu 60 % Omega-3-Fettsäuren enthält, welche das Immunsystem gegen übermässige Entzündungen hemmen, vor Oxidation und vor Krebs schützen. Es muss immer sogleich wieder verschlossen werden und im Kühlschrank im Dunkeln aufbewahrt werden. Gibt man Zitronensaft hinzu, so schützt dies vor Oxidation. Avocados enthalten viel Omega-3-Fettsäuren. Es ist gut, diese nach dem Aufschneiden immer mit frischem Zitronensaft zu beträufeln und sie nicht stehen zu lassen, bis man sie isst. Das Verhältnis der Omega-3- zu den Omega-6-Fettsäuren muss mindestens 1:5 sein. Wir empfehlen aber ein Verhältnis von 1:2–1:3. Dies erreicht man, wenn man allen Salatsaucen 1/3 Leinöl zugibt und in jedes Birchermüesli 1 Esslöffel Leinöl. Dies verändert den Geschmack

nicht, wenn das Leinöl frisch ist und nicht oxidiert.

Gekochte Speisen

Gekochte Speisen sind angenehm, aber für die Gesundheit nicht notwendig. Wenn man gesund ist oder nach der Heilung, kann die Rohkost mit einem Drittel gekochter Vollwertkost ergänzt werden. Als Heildiät bei chronischen Luftwegsinfekten, Sinusitis, Bronchitis, einer Lungenentzündung, bei COPD oder Lungenkrebs muss man bis zur Heilung bzw. sehr deutlichen Besserung bei der Rohkostdiät bleiben, da sich die Heilung sonst deutlich verzögert.

Schonendes Kochen und Dämpfen

Heute wird kaum eine Hausfrau oder Berufstätige auf den Dampfkochtopf verzichten wollen. Dies spart viel Zeit und ist gesünder, da die Inhaltsstoffe weniger aus den Gemüsen ausgewaschen werden. Vor allem bei den Suppen lohnt sich der Einsatz des Dampfkochtopfs bei praktisch allen Rezepten. Die Kochzeit beträgt nur 1/3–¼ der normalen Kochzeiten.

Auch bei vielen Gemüse- und Kartoffelrezepten kann man die Nahrung im Dampfkochtopf schonend dämpfen und erhält in viel kürzerer Zeit Gerichte, deren Farbe, Aroma, Vitamine und Nährstoffe erhalten bleiben. Übrigens kann man bei Gemüse (nicht bei Kartoffeln) die Kochzeiten auch beim konventionellen Dämpfen nach Wunsch verkürzen, wenn man die Gemüse knackiger, „mit Biss“ liebt. Bei Getreidespeisen ist der Einsatz des Dampftopfes bei Getreidesorten mit langen Kochzeiten (z. B. grobem Mais) empfehlenswert, nicht aber bei Teigwaren.

Suppen

Die Rezepte sind für 1 Person berechnet.

In den folgenden Suppen- und Gemüserezepten wird sehr viel Gemüsebrühe verwendet. In einem kleinen Haushalt lohnt es sich jedoch nicht, täglich frische Gemüsebrühe zuzubereiten. Stattdessen kann man gewöhnliches Wasser und zum Würzen salzfreie, biologische Gemüsebouillon oder Pasten verwenden. Diese sind im Reformhaus erhältlich. Rahm* verfeinert Suppen und Gemüse. Bei veganer Diät kann man mit Mandelpüree, Sesamrahm oder veganer Mayonnaise oder etwas Olivenöl verfeinern. Bei Unverträglichkeit für Weizen, soll das in den Rezepten angegebene Vollkornmehl durch Reis-, Hirse- oder Hafermehl ersetzt werden.

Gemüsebrühe
Als einzige Ausnahme ist dieses Rezept für 4 Personen berechnet.

1 Essl. Reform-Pflanzenfett
1 Zwiebel
2 Karotten
1 kleiner Sellerie (150 g)**
Kohl, Mangoldblätter
1 Lauchstängel
3–4 l Wasser
½ Lorbeerblatt
Liebstöckel, Basilikum oder
andere vorzugsweise frische
oder getrocknete Kräuter

Zwiebel mit der braunen Schale halbieren und Schnittfläche im heissen Fett goldgelb rösten. Die klein geschnittenen Gemüse beifügen und mindestens ¼ Std. zugedeckt auf kleiner Flamme dämpfen. Mit dem Wasser ablöschen und 2 Std. auf kleiner Flamme kochen. Nach Belieben würzen.
** Bei strenger, natriumfreier Diät weglassen

Gemüsebouillon
3 dl Gemüsebrühe
evtl. wenig Kelpamare, ausser bei salzfreier Diät
10 g Nussmus oder Reform-Pflanzenfett
Petersilie, Schnittlauch, frisch gehackte Kräuter

Die nach obigem Rezept zubereitete Gemüsebrühe über Nussmus oder Pflanzenfett und Kräuter anrichten. Evtl. mit Kelpamare nachwürzen.

Suppeneinlagen

Butterklösschen*
½ Essl. Butter
1 Essl. Mehl
¼ dl Milch, heiss
½ Ei

Liebstöckel, Basilikum, Petersilie, Schnittlauch, Majoran, evtl. etwas Muskat.
Das Mehl in der Butter dünsten, die heisse Milch beifügen und schlagen, bis sich die Masse von der Pfanne löst. Das Ei verquirlen und unter den heissen Teig schlagen. Mit Kaffeelöffelchen Klösschen in die kochende Bouillon geben und 5 Min. leicht ziehen lassen. Würzen.

Griessklösschen*
10 g Butter
1½ Essl. feiner Griess
½–1 Ei
Majoran, Muskat

Butter schaumig rühren. Griess und Ei mit der Butter gut vermengen und ½ Std. ruhen lassen. Mit Kaffeelöffelchen zu Klösschen formen, in die kochende Gemüsebrühe geben und 15–20 Min. leicht ziehen lassen.

Reissuppe, klare
½ Essl. Reform-Pflanzenfett
etwas gehackte Zwiebel
1 kleine Karotte
etwas Sellerie**
etwas Lauch
1 Essl. Reis
6 dl Gemüsebrühe
Schnittlauch

Zwiebel, fein geschnittene Gemüse und Reis zusammen dämpfen. Heisse Gemüsebrühe zufügen und 15–20 Min. kochen. Über fein geschnittenen Schnittlauch und Pflanzenfett anrichten.
** Bei strenger, natriumfreier Kost weglassen.

Reissuppe, gebundene
½ Essl. Reform-Pflanzenfett
etwas Sellerie**
1 kleine Karotte
etwas Lauch
1 Essl. Reis
½ Essl. Vollkornmehl oder Reismehl
6 dl Gemüsebrühe oder Wasser
Liebstöckel, Petersilie, Basilikum, Majoran
evtl. wenig Sojasauce
½ Essl. Rahm* oder Sesamrahm
(Rezept Seite 100)
Schnittlauch

Die fein geschnittenen Gemüse und den Reis im Fett dünsten. Das Vollkornmehl darüberstreuen, mit der Gemüsebrühe ablöschen und 30 Min. kochen. Würzen mit Sojasauce und den Kräutern. Rahm und fein geschnittenen Schnittlauch in die Suppenschüssel geben, die Suppe darüber anrichten.
** Bei strenger, natriumfreier Kost weglassen.

Kräutersuppe
1 Essl. Vollkornmehl oder Reismehl
1 dl Milch oder Wasser
5 dl Gemüsebrühe
½ Essl. Rahm* oder Sesamrahm
evtl. 5 g Butter oder Pflanzenmargarine
oder Nussmus
oder 1 Eigelb*
Liebstöckel, Basilikum, Estragon, Majoran, Schnittlauch, evtl. Muskat oder Kümmel

Vollkornmehl mit etwas kalter Milch oder kaltem Wasser anrühren und in die kochende Gemüsebrühe einrühren.
15 Min. kochen.
Mit den Kräutern würzen. Rahm und evtl. Butter oder Pflanzenmargarine oder Nussmus oder das Eigelb in die Suppenschüssel geben, Suppe darüber anrichten und verquirlen.

Hafercremesuppe
½ Essl. Reform-Pflanzenfett
2 Essl. feine oder grobe Haferflocken
6 dl Gemüsebrühe
etwas Sellerie**
½ Essl. Rahm* oder Sesamrahm
(Rezept Seite 100)
evtl. wenig Miso
Schnittlauch, evtl. Muskat oder Kümmel

Haferflocken mit oder ohne Pflanzenfett kurz andämpfen, Gemüsebrühe und Sellerie beifügen. Feine Haferflocken 10 Min., grobe mindestens 20 Min. leise köcheln lassen. Nach Belieben würzen. Rahm oder Sesamrahm und Schnittlauch in die Suppenschüssel geben und die passierte Suppe darüber anrichten.
** Bei strenger, natriumfreier Kost weglassen.

Hafergrützsuppe
½ Essl. Reform-Pflanzenfett
2 Essl. Hafergrütze
etwas Zwiebel, gehackt
7 dl Wasser oder Gemüsebrühe
1 dl Milch
etwas Sellerie**, in feine Würfelchen geschnitten
wenig Miso
evtl. 1 Essl. Rahm
Schnittlauch, Petersilie, Majoran oder Borretsch

Zwiebel und Grütze mit oder ohne Pflanzenfett dünsten. Gemüsebrühe und Milch sowie Sellerie beifügen und 45–60 Min. kochen. Nach Belieben mit wenig Miso würzen. Rahm und Kräuter in die Suppenschüssel geben und die fertige Suppe darüber anrichten.
** Bei strenger, natriumfreier Kost weglassen.

Griesssuppe*
1 Essl. Griess
5 dl Gemüsebrühe
½ Essl. Rahm* oder Sesamrahm
(Rezept Seite 100)
1 Eigelb oder
5 g frische Butter oder Pflanzenfett oder Nussmus
evtl. wenig Kelpamare
Kümmel, evtl. Muskat
Liebstöckel, Basilikum. Majoran, Petersilie, Schnittlauch

Griess in die kochende Gemüsebrühe einrühren, Kelpamare und Kümmel beifügen, ½ Std. köcheln. Mit Kräutern beliebig würzen. Rahm und Eigelb oder Butter oder Pflanzenfett oder Nussmus in die Suppenschüssel geben und die fertige Suppe darüber anrichten.

Tomatensuppe
½ Essl. Reform-Pflanzenfett
etwas Zwiebel und Lauch
1 kleine Karotte
1 Knoblauchzehe
1 Tomate
1 Essl. Vollkornmehl
6 dl Gemüsebrühe
evtl. etwas Tomatenpüree
1 Prise Fruchtzucker oder Succanat
Rosmarin, Oregano
5 g Butter* oder Pflanzenfett oder Nussmus
½ Essl. Rahm* oder Sesamrahm
(Rezept Seite 100)
Schnittlauch

Klein geschnittene Gemüse mit oder ohne Pflanzenfett dämpfen, zuletzt die Tomate beifügen. Vollkornmehl darüberstreuen und mit Gemüsebrühe ablöschen. ½ Std. köcheln, dann passieren. Gewürze und evtl. etwas Tomatenpüree beifügen. Butter oder Pflanzenfett (oder Nussmus) und Rahm in die Suppenschüssel geben und die fertige Suppe darüber anrichten. Mit klein geschnittenem Schnittlauch bestreuen. Nach Wunsch 1 Essl. Reis als Einlage in die Suppe geben oder fettlos geröstete Brotwürfelchen darüberstreuen.

Sommerliche Tomatensuppe
4 reife Sommertomaten
1 Prise Fruchtzucker oder Succanat
1 Prise Meersalz
1 Essl. Rahm

Die Tomaten in Stücke schneiden, kurz aufkochen, würzen und passieren. Rahm dazugeben und die Suppe lauwarm oder kalt servieren.

Verschiedene Gemüsesuppen (Karotten, Spinat, Brokkoli, Blumenkohl)
½ Essl. Reform-Pflanzenfett
etwas gehackte Zwiebel
1 ½ Essl. Vollkornmehl oder Reismehl
5 dl Gemüsebrühe
1 dl Milch
1 Essl. Rahm* oder Sesamrahm
(Rezept Seite 100)

Gemüse: 1 klein geschnittene Karotte oder 1 kleine Tasse Spinat, gemixt oder fein gehackt, klein gehackter Brokkoli oder Blumenkohl (einige Röschen separat kochen und zurückbehalten).
Zwiebel und Karotten oder Brokkoli oder Blumenkohl mit oder ohne Pflanzenfett dämpfen, Vollkornmehl darüberstreuen und leicht mitdämpfen. Mit Gemüsebrühe und Milch ablöschen und 20–40 Min. köcheln. Bei der Spinatsuppe zum Schluss den Spinat beifügen und nicht mehr kochen. Die fertige Suppe über den Rahm in der Suppenschüssel anrichten. Bei der Brokkoli- und Blumenkohlsuppe die zurückbehaltenen Röschen beifügen.
Würzen: Für die Karottensuppe Liebstöckel, Rosmarin oder Majoran, 1 Teel. Kümmel.
Für die Spinatsuppe einige Pfefferminzblätter, Petersilie, Schnittlauch, 1 Prise Muskat.
Für die Brokkoli- und Blumenkohlsuppe wenig Basilikum, Petersilie, Schnittlauch, Estragon.

Kerbelsuppe
½ Essl. Reform-Pflanzenfett
etwas Zwiebel
1 mittlere Kartoffel, in Würfel geschnitten
½ Essl. Vollkornmehl
5 dl Gemüsebrühe
1 Essl. Kerbel, gehackt
½ Essl. Rahm* oder Sesamrahm,
(Rezept Seite 100)

Zwiebel mit oder ohne Pflanzenfett anziehen lassen. Kartoffel beifügen, Vollkornmehl darüberstreuen und mit Gemüsebrühe ablöschen. ½ Std. kochen und passieren. Kerbel und Rahm in die Suppenschüssel geben, Suppe darüber anrichten.

Zwiebelsuppe
½ Essl. Reform-Pflanzenmargarine
1 Zwiebel
1 Essl. Mehl oder Reismehl
5 dl Wasser oder Gemüsebrühe
1 Teel. Nussmus
Kelpamare**
Basilikum, Muskat

Die in Streifen geschnittene Zwiebel in der Pflanzenmargarine gut durchdämpfen, Mehl darüberstreuen und kurz mitdämpfen. Wasser oder Gemüsebrühe beifügen und ½ Std. kochen. Würzen. Das Nussmus in die Suppenschüssel geben und die Suppe darüber anrichten. Nach Belieben kann man die Suppe passieren.
** Bei strenger, natriumfreier Kost weglassen.

Kartoffelsuppe
½ Lauch, in feine Streifchen geschnitten
½ Karotte, in feine Rädchen geschnitten
½ Essl. Vollkornmehl oder Reismehl

5 dl Gemüsebrühe
1 mittlere Kartoffel, klein geschnitten
wenig Miso
Basilikum, Majoran
1 Essl. Rahm* oder Sesamrahm
(Rezept Seite 100)

Lauch und Karotte in wenig Gemüsebrühe dämpfen. Vollkornmehl darüberstreuen, mit der Gemüsebrühe ablöschen. Kartoffel beifügen und weich kochen. Würzen. Basilikum, Majoran und evtl. Rahm in die Suppenschüssel geben und die fertige Suppe darüber anrichten.

Frühlingssuppe
½ Essl. Reform-Pflanzenfett
1 Essl. Mehl oder Reismehl
5 dl Wasser oder Gemüsebrühe
wenig Zwiebel
1 Esslöffel zarte Karotten
Spinatblätter
1 dl Milch*
1 Essl. Rahm oder Sesamrahm
(Rezept Seite 100)
Liebstöckel, Sauerampfer-, Brennnessel- oder Löwenzahnblätter

Mehl im Pflanzenfett leicht dünsten, Wasser oder Gemüsebrühe beifügen und ½ Std. kochen. Karotten, Zwiebel, Spinatblätter fein wiegen, der Suppe beifügen und einige Min. ziehen lassen. Milch und Rahm beifügen. Würzen.

Lauchcremesuppe
½ Essl. Reform-Pflanzenfett
¼ Lauch
1½ Essl. Mehl oder Reismehl
6 dl Gemüsebrühe
1 Essl. Rahm* oder Sesamrahm
(Rezept Seite 100)
evtl. 1 Eigelb*
Kelpamare**, Muskat

Grob geschnittenen Lauch im Pflanzenfett dünsten, bis der Lauch zusammenfällt. Mehl darüberstreuen, Gemüsebrühe beifügen und ½–¾ Std. kochen. Würzen. Rahm und Eigelb in die Suppenschüssel geben und die passierte Suppe darüber anrichten.
** Bei strenger, natriumfreier Kost weglassen.

Minestra
½ Essl. Reform-Pflanzenfett
2 Essl. Lauch
etwas Zwiebel, fein gehackt
einige Sellerieblätter
½ Teller Mangoldblätter
7 dl Wasser oder Gemüsebrühe
1 Essl. Liebstöckel oder Thymian
½ Knoblauchzehe, ausgepresst
Basilikum, Petersilie, Schnittlauch
15 g Teigwaren oder Reis
5 g Butter* oder Pflanzenmargarine
oder Nussmus

Zwiebel, Lauch, Sellerieblätter und Mangold, alles klein geschnitten, langsam dämpfen. Gemüsebrühe beifügen, würzen und ½ Std. kochen. Teigwaren oder Reis 15–20 Min. mitkochen. Zum Verfeinern Rahm oder Nussmus oder Pflanzenmargarine beifügen.

Gemüse

Spinat, gehackt
¼ l Gemüsebrühe
200 g Spinat (dicke Stiele entfernen)
¼ Knoblauchzehe, durchgepresst
Pfefferminzblätter, Salbei
1 Tasse roher Spinat
evtl. etwas frische Butter* oder
Reform-Pflanzenmargarine

Spinat in der Gemüsebrühe kurz abwellen, abgiessen, hacken, wiegen oder mixen. Spinat in die Pfanne zurückgeben und heiss werden lassen. Knoblauch und Kräuter beifügen. Den rohen Spinat sehr fein wiegen oder mixen, vor dem Anrichten beifügen und etwas frische Butter oder Pflanzenmargarine dazugeben.

Spinat, ganze Blätter („en branches")
300 g Spinat (dicke Stiele entfernen, den gröberen Winterspinat evtl. zuerst abwellen)
1 Essl. Pinienkerne
evtl. 1 Essl. Rosinen
Pfefferminzblätter, Salbei, Petersilie
evtl. etwas flüssige Butter* oder Reform-Pflanzenmargarine

Spinat nicht zugedeckt auf kleiner Flamme mit ganz wenig Wasser dünsten. Pinienkerne, Gewürze und evtl. Rosinen beifügen und noch kurz weiterdämpfen. Zum Schluss evtl. flüssige Butter oder Pflanzenmargarine daruntermischen.

Lattich
1 Lattich
1 l Wasser
etwas Zwiebel, gehackt
½ Essl. Reform-Pflanzenfett
1 dl Gemüsebrühe
2 Essl. Rahm* oder Sesamrahm (Rezept Seite 100)

Lattich halbieren, im Wasser halbweich kochen, abtropfen lassen, zusammenlegen und in feuerfeste Form geben. Zwiebel im Pflanzenfett anziehen lassen und über das Gemüse verteilen. Gemüsebrühe beifügen und 30–40 Min. im Ofen schmoren. 5 Min. vor dem Anrichten den Rahm darübergiessen.

Endiviengemüse
1 grosser Endivienkopf

Zubereitung genau gleich wie beim Lattich.
** Bei strenger, natriumfreier Kost weglassen.

Chicorée, gedämpft
2 Stangen Chicorée
½ Essl. Reform-Pflanzenfett
3 Essl. Gemüsebrühe
Majoran, Thymian
etwas Butter* oder Pflanzenmargarine oder Nussmus

Chicoréestangen halbieren und in die Pfanne einschichten. Erwärmtes Pflanzenfett sowie Gemüsebrühe über die Chicorée geben, würzen und zugedeckt auf kleiner Flamme ½ Std. dämpfen. Zum Schluss zerlassene Butter oder Pflanzenmargarine oder Nussmus über das angerichtete Gemüse verteilen.

Krautstiele an Béchamelsauce
3 Stängel Krautstiele
½ Essl. Reform-Pflanzenfett
½ dl Gemüsebrühe
wenig Zitronensaft oder 1 Teel. Mandelpüree
Estragon, Petersilie und Schnittlauch
Béchamelsauce (Rezept* Seite 122)

Die in 3 cm lange Stücke geschnittenen Krautstiele im Pflanzenfett dünsten, Gemüsebrühe mit Zitronensaft oder Mandelpüree beifügen und zugedeckt auf kleiner Flamme ½– ¾ Std. weich kochen, würzen. Das fertige Gemüse mit Béchamelsauce mischen.

Stangensellerie
3–4 Stangen Stangensellerie
½ Zwiebel, gehackt
etwas Apfel, fein geschnitten
1 dl Gemüsebrühe
1 Teel. Mandelpüree
wenig Sojasauce
Sellerieкraut

Die in 8 cm lange Stücke geschnittenen Stangensellerie in eine Pfanne legen. Zwiebel und Apfel ohne Fett leicht andünsten und darüber verteilen. Gemüsebrühe und Mandelpüree beifügen und ½–¾ Std. weich kochen. Würzen.

Überbackener Fenchel mit Frischkäse-Creme*
1 grösserer oder 2 kleine Fenchel
Pfeffer
einige Tropfen Zitrone
1 Frischkäse*

Fenchel vierteln und in wenig Wasser halbweich dämpfen. Die einzelnen Lagen des Fenchels auseinanderziehen und in eine feuerfeste Form legen. Mit Zitronensaft beträufeln, pfeffern. Den Frischkäse mit 2 Esslöffeln Fenchelsud verrühren und auf dem Gemüse verteilen. Im heissen Ofen überbacken.

Gemüsecurry
1 Essl. Sonnenblumenöl
1 Frühlingszwiebel
200 g Gemüse (z.B. Lauch, Karotten, Zucchetti, Spargel)
½ Teel. Vollkornmehl oder Reismehl
1 Messerspitze (oder mehr, je nach Geschmack) Curry
½ Teel. Gemüsebrühe
½ Orange
1 Teel. Sultaninen
1 Prise Vollzucker (Succanat)
Pfeffer

Die in feine Ringlein geschnittene Frühlingszwiebel im leicht erwärmten Öl anziehen lassen. Mehl und Curry darüberstreuen und mit der Gemüsebrühe ablöschen. Die klein geschnittenen Gemüse zugeben und zugedeckt ca. 15 Min. dämpfen. Von der Orange zwei, drei Schnitze zurückbehalten, den Rest auspressen und die Sultaninen im Saft einlegen. Wenn das Gemüse weich ist, Sultaninen und Orangensaft beigeben, heiss werden lassen und mit Zucker und Pfeffer abschmecken. Anrichten und die Schnitze darüber verteilen.

Karotten gedämpft
3–4 Karotten
1 dl Gemüsebrühe
1 Teel. Mandelpüree
1 Prise Fruchtzucker
Majoran, Thymian, Rosmarin
Petersilie

Die in Scheiben oder Stängelchen geschnittenen Karotten in der Gemüsebrühe 30–45 Min. dämpfen, evtl. das Mandelpüree beigeben. Würzen. Zum Schluss die gehackte Petersilie darüberstreuen.

Erbsen mit Karotten
½ Essl. Reform-Pflanzenfett
100 g frische süsse Erbsen, enthülst
1 dl Gemüsebrühe
Majoran, Thymian, Liebstöckel,
Petersilie, Schnittlauch

150 g in Scheiben geschnittene Karotten, nach dem obigen Rezept für gedämpfte Karotten zubereiten.
Erbsen kurz im Pflanzenfett dünsten, Gemüsebrühe beifügen, weich kochen. Würzen. Karotten und Erbsen mischen oder auf der Platte abwechslungsweise anrichten.

Erbsen auf französische Art
¼ Salatkopf oder Lattich
150–200 g Erbsen, enthülst
1 dl Gemüsebrühe
Petersilie, Schnittlauch
Majoran, Thymian, Liebstöckel
10 g Nussmus
1 Teel. Vollkornmehl oder Reismehl

Den in feine Streifen geschnittenen Salatkopf oder Lattich zusammen mit den Erbsen in der Gemüsebrühe auf ganz kleinem Feuer dämpfen, bis sie weich sind. Würzen. Nussmus mit Vollkornmehl mischen, dazugeben und kurz aufkochen.

Kefen (Zuckererbsen), gedämpft
200 g Kefen
1 dl Gemüsebrühe
1 Prise Zucker (Succanat)
etwas Petersilie oder Liebstöckel
Schnittlauch. Majoran, Thymian
frische Butter oder Pflanzenmargarine
oder Nussmus

Kefen und Kräuter in der Gemüsebrühe zugedeckt ½–¾ Std. dämpfen. Würzen und beim Anrichten frische Butter* oder Pflanzenmargarine oder Nussmus darübergeben.

Grüne Bohnen mit Tomaten
½ Essl. Reform-Margarine
½ Zwiebel
250 g Bohnen
wenig Knoblauch
Bohnenkraut, Petersilie
1–2 Tomaten
etwas Kümmel, Majoran, Liebstöckel

Die gehackte Zwiebel in der Reform-Margarine dünsten. Die Bohnen, die in kleine Würfel geschnittenen Tomaten und die Kräuter beifügen und ca. 1 Std. dämpfen, wenn nötig etwas Wasser zugeben. Würzen.

Sellerie, gedämpft*
½ Essl. Reform-Margarine
½ Zwiebel
½ Sellerie
1 dl Gemüsebrühe
etwas Zitronensaft, Majoran
1 Teel. Mandelpüree
feinste Apfelscheibchen, Nüsse

Die gehackte Zwiebel in der Reform-Margarine dünsten, den in kleine viereckige Scheiben geschnittenen Sellerie mit der Gemüsebrühe beifügen und in ½–¾ Std. weich kochen. Würzen. Zum Verfeinern Mandelpüree beifügen und nach Wunsch auch einige Apfelscheibchen mitdämpfen. Zum Schluss mit gehackten Nüssen bestreuen.

Sellerie mit Béchamelsauce*
1 kleinen Sellerie wie oben zubereiten und zuletzt mit einer Béchamelsauce (Rezept Seite 122) vermischen.
* Bei strenger natriumfreier Diät weglassen

Schwarzwurzeln, gedämpft
ca. 250 g Schwarzwurzeln, gerüstet
½ Essl. Reform-Pflanzenfett
½ Zwiebel
½ dl Milch* oder Sesamrahm
1 dl Gemüsebrühe
Zitrone, Liebstöckel, Lorbeer, Gewürznelke, Basilikum
wenig Miso
Petersilie, Schnittlauch

Schwarzwurzeln in fingerlange Stücke schneiden, in die Pfanne legen. Die im Pflanzenfett gedämpfte klein gehackte Zwiebel darübergeben, Milch und Gemüsebrühe darübergiessen, würzen und das Gemüse auf kleiner Flamme 1 Std. kochen. Beim Anrichten frische Petersilie und Schnittlauch darüberstreuen.

Randengemüse (Rote Bete)
Wurzelspitzen und Blätter bis ca. 2 cm abschneiden, gut waschen, ohne die Haut zu verletzen.
350 g Randen
1 dl Gemüsebrühe
1 Prise Fruchtzucker
¼ Lorbeerblatt, Liebstöckel, Kümmel, Muskat
ganz wenig Knoblauch, Petersilie
etwas Zitronensaft, Zitronenmelisse
1 Essl. Vollkornmehl oder Reismehl, kalt angerührt
1 Essl. Mandelpüree

Die Randen im Dampfkochtopf in ca. 25 Min. weich kochen, schälen und in feine Scheiben schneiden. In der Gemüsebrühe mit den Kräutern und Gewürzen gut mischen und ¼ Std. leicht kochen. Zum Binden das Vollkornmehl darunterrühren und am Schluss das Mandelpüree beifügen.

Topinambur
250 g Topinambur
etwas Gemüsebrühe
Basilikum
1 Teel. Mandelpüree

Die Topinambur wie Kartoffeln in der Schale (Rezept Seite 115) kochen. Schälen, in Scheiben schneiden und in der Gemüsebrühe weich dämpfen. Würzen und zum Verfeinern das Mandelpüree daruntermischen.
Man kann die Topinambur auch mit Béchamelsauce (Rezept Seite 122) und etwas geriebenem Käse anrichten.

Tomatengemüse
4–5 Tomaten
½ Essl. Reform-Pflanzenfett
½ Zwiebel
Fruchtzucker
ein wenig Knoblauch
Rosmarin, Majoran, Basilikum
evtl. 1 Essl. Maizena

Petersilie oder Schnittlauch oder Dill
Zwiebel und Fruchtzucker im Pflanzenfett in der Bratpfanne leicht bräunen. Die Tomaten mit kochendem Wasser überbrühen und schälen, in Stücke schneiden, zu den Zwiebeln geben und mitdämpfen, bis sie etwas eingekocht sind. Knoblauch und Gewürze beifügen und fertig kochen; zum Binden das Maizena daruntermischen.
Über die angerichteten Tomaten reichlich gehackte Petersilie oder andere Kräuter streuen.

Tomaten gedämpft
2–3 Tomaten
10 g Reform-Pflanzenfett oder Butter
½ Zwiebel, gehackt
Provence-Kräuter (Basilikum, Rosmarin, Thymian, Salbei), Petersilie

Die Zwiebel ohne Fett leicht anziehen lassen. Die halbierten Tomaten auf ein eingefettetes Blech oder in die feuerfeste Form legen. Kleine Stücklein Pflanzenfett oder Butter auf jede Tomatenhälfte geben, ebenso die gedünstete Zwiebel und die Kräuter darüber verteilen. Im Ofen kurz dämpfen.
Nach Belieben werden einige Tomaten gemixt oder ganz fein gehackt, mit Rahm vermischt, rasch aufgekocht und über die angerichteten Tomaten verteilt.

Tomaten, gefüllt
2–3 Tomaten
1 Teel. Reis pro Tomate
Butter oder Pflanzenmargarine oder Nussmus
etwas Zwiebel und Knoblauch
Rosmarin, Majoran, Thymian, Basilikum
Lorbeer, Muskat
evtl. Gemüsebrühe

Von den Tomaten den Deckel abschneiden und aushöhlen. Das Tomatenmark hacken und mit 1 Teel. ungekochtem Reis und den Kräutern und Gewürzen vermischen. Die Masse einfüllen, Butterflöckchen oder Pflanzenmargarine oder Nussmus daraufgeben und die abgeschnittenen Deckel aufsetzen. Im Ofen bei guter Unterhitze 20–30 Min. backen.

Tomaten à la provençale
2 Tomaten
1 Essl. gehackte Petersilie
1 Essl. Paniermehl (Brösel) oder Reispaniermehl

Tomaten halbieren, auf ein Blech geben. Paniermehl und Petersilie mischen und mit einem Löffel auf die Tomaten verteilen. Im Ofen 15 Min. backen.

Zucchetti-Tomatengemüse
½ Essl. Reform-Pflanzenfett
½ Zwiebel, gehackt
300 g Zucchetti
50 g Tomaten
Knoblauch, Rosmarin, Majoran, Thymian, Basilikum
Petersilie, Schnittlauch, Dill
evtl. etwas Maizena
1 Teel. Mandelpüree

Zwiebel im Pflanzenfett anziehen lassen. Zucchetti in Würfel schneiden, Tomaten schälen und ebenfalls in Würfel schneiden. Beide Gemüse zugeben und weich schmoren. Würzen. Wenn sich zu viel Flüssigkeit gebildet hat, wird etwas angerührtes Maizena und 1 Teel. Mandelpüree zuletzt beigefügt.

Peperoni, grüne, gelbe oder rote
Sie eignen sich sehr gut als Beigabe zu anderen Gerichten.
150–200 g Peperoni
½ Essl. Reform-Pflanzenfett
½ Zwiebel, gehackt
Knoblauch, Rosmarin, Majoran, Thymian, Basilikum, Petersilie

Peperoni in Streifen schneiden und zusammen mit Zwiebel, Kräutern und Gewürzen in der Bratpfanne im Pflanzenfett zugedeckt ½ Std. dämpfen.

Ratatouille
50 g Peperoni
100 g Zucchetti
50 g Auberginen
1 Tomate
½ Zwiebel, gehackt
wenig Knoblauch
1 Essl. Reform-Pflanzenfett
Rosmarin, Majoran, Thymian, Basilikum, Petersilie

Peperoni, Zucchetti, Aubergine und Tomate (geschält) in Würfel schneiden. Zwiebel und Knoblauch im Pflanzenfett dämpfen, Gemüse beigeben und 1 Std. zugedeckt dämpfen. Würzen. Wenn zu viel Saft entsteht, abgedeckt einkochen lassen.

Auberginen
Die Auberginen waschen, evtl. schälen
1 Essl. Reform-Pflanzenfett
400–500 g Auberginen
evtl. etwas Gemüsebrühe
wenig Kelpamare**
1–2 Tomaten

Die gewaschenen, evtl. geschälten Auberginen in Würfelchen schneiden und im Pflanzenfett dünsten und weich dämpfen. Mit etwas Kelpamare** würzen. Mit einigen Tomatenhälften oder mit etwas Tomatengemüse garnieren.
** Bei strenger, natriumfreier Kost weglassen.

Artischocken
1 Artischocke
¾ l Wasser
1 Essl. Zitronensaft
1 Prise Steinsalz**

Die Stängel dicht an den Artischocken abschneiden. Die untersten harten Blätter entfernen und die Spitzen abschneiden. Halbieren und Blüte herausschneiden, unter dem laufenden Wasser waschen und Schnittfläche mit Zitronensaft einreiben. Wasser zum Kochen bringen, Zitronensaft und Meersalz beifügen und die Artischocke darin weich kochen, ca. ¾ Std. Abtropfen lassen und auf warmer, mit Serviette belegter Platte anrichten.
Mit Joghurtsauce* (Rezept Seite 97) oder mit Mandelpüree- oder Ölsauce servieren.
** Bei strenger, natriumfreier Kost weglassen.

Spargeln
½ Bund Spargeln
1 l Wasser
1 Prise Meersalz**
geriebener Käse*
Nussmus

Die Spargeln waschen und grosszügig schälen. Grüne Spargeln kann man fast ganz belassen. Wasser zum Kochen bringen, die Spargeln in 20–30 Min. weich kochen (grüne brauchen viel weniger lang), mit dem Schaumlöffel herausnehmen und auf einer mit Serviette belegten Platte anrichten. Geriebenen Käse darüberstreuen und mit flüssigem Nussmus begiessen.
Als Variante Sauce Vinaigrette (siehe Rezept 123) dazu servieren.
** Bei strenger, natriumfreier Kost weglassen.

Blumenkohl oder Brokkoli
(nur aus biologischem Anbau)
1 kleiner Blumenkohl oder Brokkoli
(250 g)
1 Teel. Reform-Pflanzenfett
1 Knoblauchzehe
1 dl Gemüsebrühe
Pfeffer
Pinienkerne oder Mandelsplitter

Blätter und Strunk unter der Blume abschneiden. Strunk schälen und in grössere Stücke schneiden, Blume in Röschen teilen. Die gehackte Knoblauchzehe im Pflanzenfett hell dünsten, Blumenkohl oder Brokkoli beifügen und kurz mitdünsten. Mit der Gemüsebrühe ablöschen und etwa 5 Min. köcheln lassen. Mit Pfeffer würzen. Pinienkerne oder Mandelsplitter ohne Fett kurz in der Bratpfanne rösten und über das Gemüse verteilen.

Kohlrabi mit Kräutern
1 Kohlrabi
1 dl Gemüsebrühe
1 Essl. zarte Kohlrabiblätter, gehackt
1 Essl. Rahm* oder Sesamrahm
(Rezept Seite 100)
Béchamelsauce (Rezept Seite 122*)

Kohlrabi in 4 Stücke, dann in feine Scheibchen schneiden und in der Gemüsebrühe zugedeckt ½–¾ Std. kochen, zuletzt die Kohlrabiblätter und den Rahm beifügen.
Die Béchamelsauce mit verschiedenen gehackten Kräutern vermischen und über die fertig gekochten Kohlrabi anrichten.

Rosenkohl, gedämpft
½ Essl. Reform-Pflanzenfett
200 g gereinigter Rosenkohl
1 dl Gemüsebrühe
Muskat, Basilikum

Den Rosenkohl im Pflanzenfett leicht dämpfen, Gemüsebrühe beifügen und ½ Std. weich dämpfen. Würzen. Evtl. beim Anrichten etwas flüssige Butter darübergeben.

Kohl oder Weisskraut, gedämpft
(bei Blähsucht meiden)
(Alle Kohlarten gut kauen, roher Kohlsaft stets erlaubt!)
½ Essl. Reform-Pflanzenfett
½ Zwiebel, gehackt
250 g junger Kohl
1 dl Gemüsebrühe
evtl. etwas Kelpamare*
Muskat, Kümmel, 1 Prise Meersalz**
Basilikum oder Liebstöckel

Zwiebel im Pflanzenfett dünsten, den in 2 cm Streifen geschnittenen Kohl beifügen, dämpfen, bis das Gemüse zusammenfällt. Mit Gemüsebrühe ablöschen und auf kleinem Feuer ½ Std. weich kochen. Würzen. Grüner, ausgewachsener Kohl muss zuerst kurz in Wasser abgewellt werden.
** Bei strenger, natriumfreier Kost weglassen.

Kohl, gehackt
(bei Blähsucht meiden)
200 g Kohl
1 l Wasser
½ Essl. Reform-Pflanzenfett
etwas Knoblauch
1 kleiner Essl. Mehl
1 dl Gemüsebrühe oder halb Milch, halb Gemüsebrühe
1–2 Essl. Rahm* oder Sesamrahm
(Rezept Seite 100)
wenig Kelpamare**, Muskat, Kümmel, Petersilie

Kohl in 4 Stücke schneiden, im Wasser weich kochen, dann abtropfen lassen und fein hacken. Im Pflanzenfett kurz dünsten, etwas fein gehackten Knoblauch und Mehl darüberstreuen und ¼ Std. kochen, dann Gemüsebrühe oder Milch beifügen und heiss werden lassen. Würzen. Mit Rahm verfeinern.
** Bei strenger, natriumfreier Kost weglassen.

Rotkraut
(bei Blähsucht meiden)
½ Essl. Reform-Pflanzenfett
250 g Rotkraut
½ Essl. Zitronensaft
½ Apfel
½ Essl. Reis
1 dl Gemüsebrühe
½ dl Traubensaft oder Süssmost
1 Apfel
etwas Butter* oder Olivenöl

Das fein gehobelte Rotkraut im Pflanzenfett dünsten. Zitronensaft, den in feine Scheibchen geschnittenen Apfel sowie den Reis dazugeben und weiterdünsten. Mit Gemüsebrühe und Traubensaft oder Süssmost ablöschen und auf kleiner Flamme zugedeckt 1–1½ Std. weich dämpfen. Den zweiten Apfel schälen, in Schnitze schneiden, mit Butter bestreichen und auf einem Blech im Ofen schmoren. Zur Garnitur des angerichteten Rotkrauts.

Lauchgemüse
(bei Blähsucht meiden)
200 g gerüsteter Lauch
½ Essl. Reform-Pflanzenfett
1 dl Gemüsebrühe
½ Essl. Rahm* oder Sesamrahm
(Rezept Seite 100)
evtl. etwas geriebener Käse

Den Lauch in 10 cm lange Stücke schneiden, in die Bratpfanne einschichten, Pflanzenfett und Gemüsebrühe darübergeben und zugedeckt langsam schmoren. Zuletzt Rahm beifügen, evtl. geriebenen Käse darüberstreuen.

Linsen
150 g Linsen
2 dl Gemüsebrühe
1 besteckte Zwiebel
½ Essl. Reform-Pflanzenfett
½ Zwiebel
½ Essl. Zitronensaft oder 1 Essl. Rahm*

Linsen über Nacht einweichen und abtropfen lassen. In der Gemüsebrühe mit der besteckten Zwiebel die Linsen weich kochen. Die gehackte Zwiebel im Pflanzenfett dünsten, das Mehl darüberstreuen und zu den Linsen geben. Mit Zitronensaft oder Rahm verfeinern.
Gewisse Linsensorten (z.B. rote) brauchen nicht eingeweicht zu werden und haben eine kurze Kochzeit.

Salate von gekochten Gemüsen
Karotten, Sellerie, Randen (Rote Bete), Bohnen, Blumenkohl, Brokkoli, Zucchetti, Mangold oder Krautstiele eignen sich besonders gut für diese Salate.

Die Gemüse werden in Gemüsebrühe oder Wasser weich gekocht, abgetropft und klein geschnitten (Würfelchen, Scheibchen, Röschen, Streifen). Mit Salatsauce oder mit Vinaigrette oder Mayonnaise anmachen. Als Gewürz Zwiebeln und gehackte Kräuter.

Kartoffelsalat
200 g Kartoffeln
½ dl Gemüsebrühe
1 Essl. Mayonnaise (Rezept Seite 98*)
½ Essl. Zwiebeln, gehackt
Borretsch, Schnittlauch, Petersilie, Zitronenmelisse, Majoran, Thymian, Dill

Die Kartoffeln im Dampftopf weich kochen, noch heiss schälen und in Scheiben schneiden. Die heissgemachte Gemüsebrühe darübergiessen und etwas stehen lassen, dann die Mayonnaise daruntermischen. Mit Zwiebel und Kräutern würzen. Anstelle von Mayonnaise kann man Öl, Zitronensaft und Rahm gut verquirlen und mit den Kartoffeln vermischen.

Kartoffelsalat mit Gurken
1 grosse Kartoffel
¼ Gurke
2 Essl. Joghurtsauce (Rezept Seite 97)
½ Knoblauchzehe

Dill oder Borretsch, Schnittlauch, Petersilie, Zwiebel

Die Kartoffel wie oben beschrieben vorbereiten. Die geschälte Gurke auf grober Raffel raffeln und dazugeben. Mit Joghurtsauce vermischen und mit Zwiebel und Kräutern würzen.
Vor dem Anrichten die Salatschüssel mit der Knoblauchzehe ausreiben.

Salade niçoise*
1 gekochte Kartoffel
1 kleine Tomate
Radieschen
einige Gurkenscheiben
1 hart gekochtes Ei*
1 Essl. Öl
½ Essl. Zitronensaft
Petersilie, Schnittlauch oder Dill, Zitronenmelisse, Borretsch
einige Kopfsalatblätter

Kartoffel, Tomate, Radieschen und das Ei in Scheiben schneiden und zusammen mit den Gurkenscheiben mit der Salatsauce aus Öl, Zitronensaft und Kräutern anmachen. Direkt vor dem Servieren die Kopfsalatblätter in breite Streifen schneiden und mit dem Salat vermischen oder den Salat auf die Kopfsalatblätter anrichten.

Reissalat
50 g Reis
2 dl Wasser
2 Essl. Quarksauce* (Rezept Seite 99) oder Mandelpüreesauce Seite 98)
½ Essl. Zwiebel, gehackt
¼ Tomate
Schnittlauch, Petersilie oder Basilikum
einige Salatblätter

Reis im Wasser kochen, kurz abspülen und erkalten lassen. Zwiebel, fein gewürfelte Tomate und Kräuter unter die Quarksauce geben.
Den Reis mit der Sauce vermischen und auf Salatblätter anrichten.

Selleriesalat mit Soja-Mayonnaise**
½ kleine Sellerie
½–1 Essl. Zitronensaft
2 Baumnüsse
evtl. ¼ Apfel
1 Essl. Soja-Mayonnaise
(Rezept Seite 98)

Die rohe Sellerieknolle in streichholzdünne Streifen schneiden oder hobeln. Zitronensaft darüberträufeln, um ein Braunwerden zu verhindern. Die grob gehackten Baumnüsse und den geraffelten Apfel dazugeben und mit der Mayonnaise vermischen.
** Bei strenger, natriumfreier Kost weglassen.

Gemüsesülzchen
2½ dl Gemüsebrühe
2 g Agar-Agar
einige Tropfen Zitronensaft
etwas Kelpamare**
frische Gurkenscheiben
Tomatenwürfelchen
gekochte Brokkoliröschen
gekochte Erbsen
gekochte, klein geschnittene Bohnen

Agar-Agar ist ein pflanzliches Gallertpulver, das anstelle der tierischen Gelatine für Gemüse- und Fruchtköpfchen, Saucen und Puddings usw. verwendet wird.
Das Agar-Agar-Pulver in die lauwarme Gemüsebrühe geben und langsam erhitzen, bis das Geliermittel gut aufgelöst ist. Mit Zitronensaft und Kelpamare würzen. In ausgespülte Förmchen etwas Sulze einfüllen, fest werden lassen. Mit Gemüsescheibchen garnieren, wieder Sulze darübergeben, fest werden lassen usw., bis die Förmchen gefüllt sind.
Die erkalteten Sülzchen stürzen und auf Salatblättern servieren.
** Bei strenger, natriumfreier Kost weglassen.

Kartoffelgerichte

Kartoffeln in der Schale (Pellkartoffeln)
3–4 kleine Kartoffeln
Wasser

Kartoffeln abbürsten und waschen. Pfanne mit gelochtem Einsatz oder Drahtsieb mit Wasser bis zum Einsatz füllen, Kartoffeln hineingeben, zudecken und 30–40 Min. kochen. Im Dampfkochtopf sind sie in 8–10 Min. weich.

Backkartoffeln
3–4 kleine Kartoffeln
1 Essl. Olivenöl
Butter oder Nussmus

Die Kartoffeln abbürsten, waschen. Auf der oberen Seite die Haut 3–4-mal einritzen, mit Öl bepinseln und auf eingefettetem Blech bei mittlerer Hitze 30–40 Min. backen. Auf die fertigen Kartoffeln je ein Stückchen Butter* oder Nussmus geben.

Quarkkartoffeln*
3–4 kleine Kartoffeln
50 g Magerquark
1–2 Essl. Milch oder Rahm
Schnittlauch oder Kümmel oder Majoran
1 Prise Meersalz

In die obere Seite der Kartoffeln eine Rille schneiden und zubereiten wie Backkartoffeln. Für die Füllung Quark mit Milch oder Rahm schaumig rühren und Gewürze beifügen. Mit einem Löffel über die Rille der gebackenen Kartoffeln verteilen oder mit dem Dressiersack aufspritzen.

Kümmelkartoffeln
2–3 mittelgrosse, längliche, schmale Kartoffeln
1 Teel. Kümmel
1 Essl. Olivenöl

Die Kartoffeln abbürsten, waschen und durch die schmale Mitte halbieren. Kümmel auf die Schnittflächen streuen. Die Kartoffeln mit der Schnittfläche nach unten auf ein gefettetes Blech legen, mit Öl bepinseln und ¾ Std. bei mittlerer Hitze backen.

Bouillonkartoffeln
250 g Kartoffeln
1–2 dl Gemüsebrühe
Liebstöckel, Thymian
10 g Butter* oder Pflanzenmargarine oder Nussmus

Kartoffeln waschen, schälen, halbieren oder in Stücke schneiden und in der Gemüsebrühe mit den Gewürzen weich kochen. Butter oder Pflanzenmargarine oder Nussmus über die angerichteten Kartoffeln verteilen.

Rahmkartoffeln*
200 g Kartoffeln
Zwiebel, gehackt
1 dl Gemüsebrühe
½ dl Rahm, evtl. Milch
Thymian, Muskat
Petersilie

Kartoffeln schälen, in Scheibchen schneiden, zusammen mit der Zwiebel ohne Fett kurz anziehen lassen und mit der Gemüsebrühe und den Gewürzen weich kochen, würzen. Zuletzt Rahm oder Milch beifügen. Die angerichteten Kartoffeln mit gehackter Petersilie bestreuen.

Kartoffeln mit Tomaten
200 g Kartoffeln
½ kleine Zwiebel
1 dl Gemüsebrühe
1 kleine Tomate
1 Essl. Rahm* oder Sesamrahm
(Rezept Seite 100)
Majoran oder Rosmarin oder Thymian

Die gehackte Zwiebel und die geschälten, in Scheiben geschnittenen Kartoffeln ohne Fett kurz anziehen lassen, dann mit der Gemüsebrühe halbweich kochen. Die geschälte Tomate in Schnitze schneiden, beifügen und fertig kochen. Würzen. Zuletzt Rahm oder Sesamrahm dazugeben.

Kartoffelschnee
4 Kartoffeln
Wasser
getrocknete Tomaten
Zwiebelringlein
Butter* oder Pflanzenmargarine oder Nussmus

Kartoffeln waschen, schälen, in Stücke schneiden und im Dampf mit wenig Wasser weich kochen. Durch die Kartoffelpresse direkt auf eine warme Platte spritzen. Flüssige Butter oder Pflanzenmargarine oder Nussmus darübergeben und mit fein geschnittenen getrockneten Tomaten oder goldgelb gedämpften Zwiebelringlein garnieren.

Kartoffelpüree
4 Kartoffeln
wenig Wasser
1 dl Milch
Muskat
evtl. 1 Essl. Rahm* oder Olivenöl
fein gehackter Majoran, fein gehackter Kümmel
etwas Knoblauch
getrocknete Tomaten
Zwiebelringe

Kartoffeln schälen, in Stücke schneiden und im Dampf weich kochen. Durch die Kartoffelpresse passieren. Milch erwärmen, das Kartoffelpüree dazugeben, schaumig rühren und würzen. Evtl. mit Rahm verfeinern. Auf heisser Platte anrichten und mit den fein geschnittenen getrockneten Tomaten oder mit goldgelb gerösteten Zwiebelringen garnieren.

Kartoffelpfluten
4 Kartoffeln
1 dl Milch
10 g Butter* oder Olivenöl
10 g Butter* oder Nussmus
Muskat

Die Kartoffeln zubereiten wie Kartoffelpüree, mit Muskat würzen. Kleine Schöpfkelle in heisse Butter tauchen, Pfluten ausstechen und auf heisser Platte anrichten. Weitere Butter oder Nussmus darübergeben.

Schmorkartoffeln
2 kleine Kartoffeln
wenig Wasser
1 dl Gemüsebrühe
1–2 Essl. Rahm* oder Sesamrahm (Rezept Seite 100) oder Nussmus
Muskat, Thymian, Petersilie

Kartoffeln schälen und halbieren, im Dampf halbweich kochen. Mit der Schnittfläche nach unten in eine feuerfeste Platte legen. Gemüsebrühe darübergiessen, würzen und im Ofen schmoren, bis die Flüssigkeit eingekocht ist. Rahm oder Nussmus darübergeben und mitschmoren, bis die Kartoffeln leicht gebräunt sind. Mit der Schnittfläche nach oben anrichten und mit gehackter Petersilie bestreuen.

Prinzesskartoffeln*
3 Kartoffeln
wenig Wasser
1 Essl. salzlosen Käse oder Quark
½ Essl. Reform-Pflanzenfett
1 dl Milch
1 Ei
2 Essl. Milch
1 Essl. Rahm, oder Milch
Butterstückchen
Muskat, fein gehackter Majoran

Die Kartoffeln im Dampf kochen, schälen und in dicke Scheiben schneiden. Diese in eine feuerfeste Form geben und den geriebenen Käse oder Quark daruntermischen. Würzen. Das Pflanzenfett und die Milch darübergeben und im Ofen 10 Min. backen. Das verquirlte Ei mit

Milch und Rahm mischen und darübergiessen. Die Butterstückchen darauf verteilen und die Kartoffeln im Ofen 10–15 Min. fertig backen.

Kartoffelschnitten mit Spinat*
1 grosse Kartoffel
1 dl Gemüsebrühe
100 g Spinat
etwas Butter oder Pflanzenmargarine oder Nussmus
Knoblauch, Petersilie, Schnittlauch
evtl. Pfefferminze oder Salbei, Muskat

Die geschälte Kartoffel der Länge nach in 1 cm dicke Scheiben schneiden und sorgfältig weich kochen. Auf ein bebuttertes Blech legen. Den Spinat zubereiten wie Blattspinat (Rezept Seite 107), würzen und auf die Kartoffeln verteilen. Evtl. geriebenen Käse darüberstreuen und Butter oder Pflanzenmargarine oder Nussmus in kleinen Stückchen darauflegen. Kurz im Ofen überbacken.

Lyoner Kartoffeln
1 Essl. Reform-Margarine
½ Essl. Olivenöl
3 kleine Kartoffeln
1 kleine Zwiebel

Reform-Margarine und Öl erhitzen. Die geschälten, in Scheiben geschnittenen Kartoffeln im heissen Fett halbweich kochen. Die in Streifen geschnittene Zwiebel beifügen und fertig backen.

Kartoffelstängelchen, roh gebraten
3 grosse Kartoffeln
½ Essl. Reform-Margarine
oder ½ Essl. Olivenöl
Muskat, Rosmarin

Die Kartoffeln schälen, in Stängelchen schneiden und in einem Tuch trocknen. Margarine oder Öl erhitzen und die Stängelchen hineingeben. Kurze Zeit zugedeckt und dann etwa ½ Std. abgedeckt weiterbraten. Würzen.

Kartoffel-„Gulasch“
1 Zwiebel
1 grosse Kartoffel
1 grüne Peperoni
1–2 dl Wasser
Majoran, Thymian, Rosmarin, Petersilie

Zwiebel und Kartoffel in kleine Würfel, Peperoni in Stücke schneiden und zusammen, mit dem Wasser bedeckt, in ca. 15 Min. weich kochen. Kräftig würzen und anrichten.

Ayurvedische Kartoffeln
(ein apartes, sehr aromatisches Gericht, für 3–4 Portionen)
5 grosse Kartoffeln
½ l Soja-Drink
1 Packung Soja-Creme (Ersatz für Crème fraîche)
je 1 Bund frischer Dill, frischer Schnittlauch, frische Petersilie
½ Zitrone, ausgepresst
1–2 Teel. Kurkuma
½ Teel. Curry
wenig Sojasauce

Die gut gebürsteten Kartoffeln in dicke Scheiben schneiden und ca. 5 Min. kochen. Inzwischen in einer Pfanne den Soja-Drink, vermischt mit der Soja-Creme, langsam erhitzen (auf keinen Fall kochen!). Kurkuma nach Geschmack und Curry darunterrühren und mit Sojasauce abschmecken. Die Kartoffelscheiben in die Sauce legen und ca. 10 Min. leicht köcheln lassen. Zum Schluss die frischen klein gehackten Kräuter über die Kartoffeln streuen und sofort servieren.

Getreidespeisen

Japanischer Reis
80 g Vollkornreis
1½–2 dl Gemüsebouillon
10 g Butter oder Pflanzenmargarine oder Nussmus

1 kleine geschälte Zwiebel, mit Lorbeerblatt und Gewürznelke besteckt

Den Reis in die kochende Bouillon mit besteckter Zwiebel geben und 40 Min. kochen. Erkalten lassen, Zwiebel entfernen. Den Reis im Ofen wieder heiss werden lassen und beim Anrichten erwärmte Butter oder Pflanzenmargarine oder Nussmus darübergeben.

Risotto
80 g Vollkornreis
½ Essl. Reform-Margarine
1 Essl. Zwiebel, gehackt
2 dl Gemüsebrühe oder Wasser
getrocknete Pilze
frische Kräuter nach Geschmack, Rosmarin
10 g frische Butter* oder Pflanzenmargarine oder Nussmus

Zwiebel in der Margarine anziehen, Reis beifügen und dünsten, bis er glasig ist. Gemüsebrühe oder Wasser heiss dazugeben und „al dente" (30–40 Min.) kochen. Die fein gehackten, getrockneten Pilze und Kräuter beigeben und etwas mitkochen. Zuletzt Butter oder Pflanzenmargarine oder Nussmus mit der Gabel daruntermischen.

Safranreis
Zubereitung wie Risotto. Eine Messerspitze Safranpulver mit etwas Bouillon auflösen und beifügen.

Riz Créol mit Gemüsen
½ Essl. Reform-Pflanzenfett
80 g Vollkornreis
2 Essl. Gemüse, sehr fein gewürfelt (Lauch, Sellerie**, Karotten)
2 dl Gemüsebrühe
frisch gehackte Kräuter nach Geschmack

Reis und Gemüse andämpfen, heisse Gemüsebrühe und die Kräuter dazugeben und 30–45 Min. kochen.

** Bei strenger natriumfreier Diät weglassen.

Tomatenreis
80 g Vollreis
½ Essl. Reform-Margarine
1 Essl. Zwiebel, gehackt
wenig Knoblauch, ausgepresst
1 grosse Tomate
ca. 1 dl Gemüsebrühe
Rosmarin, Majoran, Muskat
evtl. Basilikum
etwas Vollzucker (Succanat)
10 g Butter* oder Pflanzenmargarine

Zwiebel und Knoblauch in der Margarine anziehen, Reis beifügen und dünsten, bis er glasig ist. Geschälte, in Würfel geschnittene Tomate beigeben. Gemüsebrühe dazugiessen, Gewürze beifügen und 30–45 Min. kochen. Zuletzt frische Butter oder Pflanzenmargarine daruntermischen.

Reis mit Zucchetti
½ Essl. Reform-Pflanzenfett
80 g Vollreis
1 Essl. Zwiebel, gehackt
150 g zarte Zucchetti
1 ½ dl Gemüsebrühe oder Wasser
frisch gehackter Dill
10 g Butter* oder Pflanzenmargarine oder Nussmus

Zucchetti in Würfel schneiden. Weitere Zubereitung wie Tomatenreis (s. oben).

Reis mit Spinat*
80 g Vollkornreis
½ Essl. Reform-Margarine
100 g Spinat
etwas Zwiebel, gehackt
2 dl Gemüsebrühe oder Wasser
Muskat und Pfefferminze
10 g frische Butter* oder Pflanzenmargarine oder Nussmus

Spinat grob schneiden. Weitere Zubereitung wie Tomatenreis (s. oben).
Bei strenger natriumfreier Diät weglassen

Reis mit Erbsen (Risi bisi)
80 g Vollkornreis
150 g zarte Erbsen, enthülst
½ Essl. Reform-Margarine
etwas Zwiebel, gehackt
je 1 Prise Fruchtzucker und Steinsalz**
½ dl Gemüsebrühe
etwas Zwiebel, gehackt
1 ½-dl Wasser
10 g Butter oder Pflanzenmargarine
oder Nussmus
Petersilie

Zwiebel mit Fruchtzucker und Meersalz in der Margarine dünsten. Die Erbsen beifügen und leicht mitdämpfen, dann Gemüsebrühe zugiessen und die Erbsen weich kochen. In einer separaten Pfanne einen Risotto (nach obigem Rezept) zubereiten. Zuletzt die gekochten Erbsen daruntermischen. Über den angerichteten Reis Butter oder Pflanzenmargarine oder Nussmus und gehackte Petersilie geben.
** Bei strenger, natriumfreier Kost weglassen.

Reisauflauf mit Tomaten
½ Essl. Reform-Pflanzenfett
80 g Vollreis
2 kleine Tomaten
etwas Zwiebel, gehackt
2 Essl. Gemüse (Lauch, Sellerie*, Karotten)
1 ½ dl Gemüsebrühe
1 Prise Meersalz**
Petersilie, Liebstöckel
10 g Butter oder Pflanzenmargarine

Zwiebel und sehr fein gewürfeltes Gemüse kurz dünsten, den Reis beifügen und glasig werden lassen. Mit heisser Gemüsebrühe ablöschen, würzen und 30–45 Min. kochen. Den fertigen Reis und die in Scheiben geschnittenen Tomaten lagenweise in eine feuerfeste Form schichten, mit Flöckchen von Butter oder Pflanzenmargarine belegen und 10 Min. im Ofen backen.
** Bei strenger, natriumfreier Kost weglassen.

Indisches Reisgericht
80 g Vollkornreis
2 dl Gemüsebrühe
1 kleine Banane
1 kleiner Apfel
1 Essl. Rosinen
1 Teel. Sonnenblumenkerne
1 Teel. Sesamsamen
Safran, Curry, frische Ingwerwurzel

Reis mit Gemüsebrühe nicht ganz weich kochen (ca. 30–40 Min.). Die in Scheiben geschnittene Banane, den geschälten und blättrig geschnittenen Apfel samt Rosinen unter den Reis mischen und 5–10 Min. weiterkochen. Nach Geschmack mit Safran, Curry und geriebener Ingwerwurzel würzen. Sonnenblumenkerne und den ohne Fett leicht gerösteten Sesam darüberstreuen.

Griessbrei*
50 g Griess
3 dl Milch
2 dl Wasser
1 Essl. Sesamrahm (Rezept Seite 100)
je 1 Essl. Fruchtzucker und Zimt

Griess in die kochende Flüssigkeit einrühren und 15–20 Min. kochen. Über den angerichteten Griessbrei den Rahm verteilen und mit Fruchtzucker mit Zimt gemischt bestreuen.

Griessgnocchi*
50 g Griess
ca. 3 dl Milch
Muskat
1 Ei
½ dl Milch
2 Essl. Rahm
1 Essl. Schnittlauch
1 Essl. salzloser Käse
10 g Butter* oder Nussbutter

Griess in die kochende Milch einrühren, mit Muskat würzen und 15–20 Min. kochen. Auf einem Brett ca. 1 ½ cm dick ausstreichen, erkalten lassen und runde

Plätzchen ausstechen. Zuerst die Abfallstückchen in eine bebutterte Auflaufform geben und dann die runden Plätzchen schön darüber anordnen. Ei mit Milch und Rahm verquirlen und darübergiessen, Schnittlauch, geriebenen Käse und die Butterflöckchen darüberverteilen. Im Ofen langsam backen, bis die Eimasse fest ist.

Polenta
½ Essl. Olivenöl
50 g Maisgriess, mittelfein
3 dl Wasser
Muskat
½ Essl. frische Butter* oder
Pflanzenmargarine oder Nussmus

Die Pfanne mit dem Öl einölen. Wasser zum Kochen bringen und den Mais einrühren. 5 Min. auf schwachem Feuer unter stetigem Rühren kochen. Würzen und 45–60 Min. auf kleinem Feuer fertig kochen. Zuletzt Butter oder Pflanzenmargarine oder Nussmus untermischen. Nach Belieben können auch ohne Fett geröstete Zwiebelscheiben darübergegeben werden.

Maisschnitten
50 g Mais
20 g Griess* oder Reismehl
3½ dl Wasser
1 Esslöffel Reform-Pflanzenfett
Muskat
Schnittlauch, Petersilie, Basilikum

Mais, Griess und Wasser zu Polenta verarbeiten, würzen. Den fertigen Brei auf einem Brett etwa 1½ cm dick ausstreichen, erkalten lassen. Verschobene Vierecke schneiden und im erhitzten Fett beidseitig goldgelb backen.

Hirsotto
½ Essl. Reform-Pflanzenfett
50 g Hirse
1 Essl. Zwiebel, gehackt
1½ dl Gemüsebrühe
½ Zwiebel

Zwiebel und heiss abgespülte Hirse im Pflanzenfett glasig dünsten, die heisse Gemüsebrühe beifügen und 20 Min. kochen. Beim Anrichten Zwiebelstreifen oder Zwiebelringe, ohne Fett geröstet, darüberverteilen.

Hirsotto mit Gemüse
40 g Hirse
1 Essl. Zwiebel, gehackt
2 Essl. Gemüsewürfelchen (Lauch, Sellerie**, Karotten oder Karotten und Erbsen)
1½ dl Gemüsebrühe
etwas Kelpamare**
Rosmarin
evtl. 1 Essl. geriebener salzloser Käse
10 g frische Butter oder Nussmus

Zwiebel, Gemüsewürfelchen und heiss abgespülte Hirse glasig dünsten. Heisse Gemüsebrühe dazugiessen, würzen und 20 Min. kochen. Beim Anrichten evtl. geriebenen Käse und Butter- oder Nussmus-Flöckchen darübergeben.
** Bei strenger natriumfreier Diät weglassen

Schrotbrei
2 Essl. Schrot (Weizen*, Hafer, Roggen)
3 Essl. Wasser

Den Schrot 12 Std. einweichen. Dann mit dem Wasser aufsetzen und 10 Min. kochen oder 1 Std. im Wasserbad kochen.

Nudeln, Spaghetti, Makkaroni usw.*

Bei einer Heildiät sollte man keine Eierteigwaren verwenden. Es gibt ja nebst den bekannten italienischen Teigwaren aus Hartweizen* ausgezeichnete Vollkornteigwaren, Sojateigwaren, Dinkelteigwaren. Dazu findet man unzählige Saucen, die allerdings oft viel Fett (Öl, Butter, Käse, Rahm) enthalten.
Am bekömmlichsten sind die „al dente“ gekochten Teigwaren mit einer klassi-

schen oder einfachen Tomatensauce (s. Rezepte im Kapitel Saucen).

Spätzle oder Knöpfli (ohne Ei)*
60 g Vollkornmehl
20 g Sojamehl
1 dl Milchwasser
1 l Wasser
1 Essl. Reform-Pflanzenmargarine
Zwiebelstreifen
Schnittlauch und Petersilie

Vollkorn- und Sojamehl und Milchwasser gut mischen und klopfen, bis der Teig Blasen wirft, dann mindestens 1 Std. ruhen lassen.
Wasser zum Kochen bringen. Den Teig portionenweise durch ein grob gelochtes Sieb ins kochende Wasser streichen oder auf ein Holzbrettchen geben und mit einem Messer feine Streifen ins kochende Wasser fallen lassen. Knöpfli oder Spätzle ziehen lassen, bis sie an die Oberfläche steigen. Mit einem Schaumlöffel herausnehmen und auf einer heissen Platte anrichten. Nach Wunsch mit in Pflanzenmargarine (oder ganz ohne Fett) gerösteten Zwiebelstreifen, Schnittlauch und Petersilie verfeinern.

Spinat*- oder Tomatenknöpfli*
70 g Vollkornmehl (davon 1/3 Sojamehl)
1 Ei*
1 dl Milchwasser
1 Handvoll Spinat, roh, gehackt
oder 1 Teel. Tomatenpüree
1 dl Wasser
Schnittlauch und Petersilie

Vollkorn- und Sojamehl, Ei und Wasser zu einem glatten Teig verarbeiten und 1 Std. ruhen lassen. Den Spinat oder das Tomatenpüree dem Teig beifügen, würzen mit Schnittlauch und Petersilie. Dann Knöpfli oder Spätzli zubereiten wie obiges Rezept.
** Bei strenger natriumfreier Diät weglassen.

Haferflockenbrätlinge
½ Essl. Reform-Margarine
1 Essl. gehackte Zwiebel
2 Essl. klein geschnittenen Lauch, Sellerie*, Spinat
50 g Haferflocken
½ dl Gemüsebrühe
Pflanzenmargarine oder Sonnenblumenöl
Pfefferminze oder Salbei

Zwiebel und Gemüse in der Margarine dünsten, Haferflocken und Gemüsebrühe beifügen und zu dicklichem Brei kochen. Würzen. Auf einem Brett ca. 1 cm hoch ausstreichen und erkalten lassen. Rechtecke schneiden. Margarine oder Öl erhitzen und die Brätlinge auf beiden Seiten goldgelb backen.

Mürbeteig*
200 g Mehl
80–100 g Butter
1 Essl. Fruchtzucker
1 Ei

Die Butter in feinen Flocken auf das Mehl verteilen und fein reiben. Fruchtzucker und Ei beifügen, leicht kneten, bis ein glatter Teig entsteht. ½ Std. an kühlem Ort ruhen lassen.

Saucen

Bei einer Heildiät sind die Saucen ein schwieriges Kapitel, denn fast alle Rezepte enthalten viel Fett (Butter, Öl, Rahm) sowie Käse und Eier. Auf jeden Fall sollte man die Verbindung von heissem Fett und Mehl (Béchamelsauce) meiden; diese Mischung ist für die Verdauung und die Nieren sehr belastend. Wir haben hier ein paar erlaubte Rezepte zusammengestellt, wobei einige von den klassischen abweichen – nichtsdestotrotz ausgezeichnet schmecken!

Klassische Béchamelsauce (Rezept 1)*
½ Essl. Reform-Pflanzenfett
½ Essl. Butter
1 Essl. Mehl
½ dl Milch
½ dl Gemüsebrühe oder Wasser
1 Prise Meersalz, Muskat
frisch gemahlener weisser Pfeffer

Butter und Pflanzenfett erwärmen, das Mehl hineinsieben und leicht dünsten. Milch und Gemüsebrühe langsam unter ständigem Rühren beifügen. 20 Min. kochen. Salzen und würzen.

Béchamelsauce ohne Ei (Rezept 2)*
für 4 Personen:
2–3 Essl. Weizenmehl
1 l Milch
1 Lorbeerblatt
1 Essl. Gemüsebrühe
1 geriebene Zwiebel
je 1 Prise Muskat und frisch gemahlener weisser Pfeffer
gehackte Petersilie

Das Mehl ohne Fett kurz rösten, bis es duftet (es darf nicht dunkel werden), dann leicht abkühlen lassen. Unter ständigem Rühren die Milch beifügen, Lorbeerblatt, Gemüsebrühe und Zwiebel dazugeben und alles aufkochen. Würzen. Nach ca. 5 Min. das Lorbeerblatt entfernen, die Sauce anrichten und mit Petersilie bestreuen.
Aus dieser Grundsauce lassen sich viele Varianten herstellen, z.B.

Meerrettichsauce: zum Schluss 10 g fein geraffelten Meerrettich beigeben und die Sauce noch 5 Min. fertig kochen.

Kapernsauce: die fertige Sauce mit ganzen oder gehackten Kapern und Zitronensaft abschmecken.

Olivensauce: die Sauce mit 4–5 Essl. Tomatenmark und 2 Essl. gehackten Oliven rasch aufkochen. Evtl. mit einer Messerspitze Cayennepfeffer nachwürzen.

Kräutersauce: unter die fertige Sauce viel fein gehackte Kräuter wie Petersilie, Liebstöckel, Kerbel, Basilikum, Estragon, Origano usw. mischen.

Champignonsauce: unter die fertige Sauce 3–4 Essl. feinst gehackte rohe Champignons mischen und mit Zitronensaft abschmecken.

Béchamelsauce (Rezept 3)
für 4 Personen:
2 Essl. Weizenmehl* oder Reismehl
½ l Sojamilch
1 Lorbeerblatt
1 fein geriebene Zwiebel
2 Teel. Rotes Miso
je 1 Prise Pfeffer und Paprika
gehackte Petersilie

Das Mehl ohne Fett kurz rösten, bis es aromatisch duftet. Etwas abkühlen lassen, dann unter ständigem Rühren die Sojamilch zugiessen, Lorbeerblatt und Zwiebel beifügen und alles knapp 5 Min. kochen lassen.
Das Miso darunterrühren, das Lorbeerblatt entfernen und die Sauce mit Pfeffer und Paprika abschmecken. Gehackte Petersilie darüberstreuen.
(Miso ist eine fermentierte Sojabohnenpaste, die sich ausgezeichnet zum Würzen eignet und ähnlich wie die bekannte Sojasauce schmeckt, aber kein Kochsalz enthält.)

Tomatensauce, klassisches Rezept
½ Essl. Reform-Pflanzenfett
1 Essl. Zwiebel
½ Knoblauchzehe, durchgepresst
2 Essl. Karotten, Sellerie**, Lauch
2 kleine Tomaten
1 Prise Vollzucker (Succanat)
1 Teel. Tomatenpüree
1½ dl Gemüsebrühe oder Wasser
Lorbeerblatt, Rosmarin, Thymian

Gehackte Zwiebel, durchgepressten Knoblauch und grobgeschnittenes

Gemüse im Pflanzenfett gut dämpfen. Die in Stücke geschnittenen Tomaten und das Tomatenpüree mitdämpfen. Gemüsebrühe oder Wasser beifügen, würzen und ½ Std. leise köcheln lassen. Auf Wunsch passieren.
** Bei strenger, natriumfreier Kost weglassen.

Tomatensauce auf einfache Art
3 Tomaten
wenig Miso
1 Prise Vollzucker (Succanat)
Schnittlauch, Basilikum
1 Essl. Olivenöl

Tomaten in Stücke schneiden, weich dämpfen, würzen und auf Wunsch passieren. Zum Verfeinern etwas Olivenöl beigeben.

Zwiebelsauce
½ Essl. Reform-Margarine
1 kleine Zwiebel
1 Essl. Mehl
1 dl Gemüsebrühe
etwas Nussmus
Muskat, Miso oder Kelpamare**

Die in Streifen geschnittene Zwiebel in der Margarine dünsten, Mehl darüberstreuen und mit Gemüsebrühe ablöschen. 20 Min. kochen. Würzen. Die fertige Sauce evtl. passieren und etwas Nussmus zum Verfeinern beigeben.
** Bei strenger, natriumfreier Kost weglassen.

Mayonnaise, klassisches Rezept
für 4 Personen:
1 Eigelb
1 Essl. Zitronensaft
2 dl Öl
Zwiebel, Kräuter, wenig Kelpamare**

Das Eigelb mit einigen Tropfen Zitronensaft gut verquirlen. Unter gleichmässigem Rühren mit dem Schwingbesen das Öl tropfenweise beifügen. Wird die Mayonnaise zu dick, mit etwas Zitronensaft verdünnen. Zuletzt nach Belieben würzen.
** Bei strenger, natriumfreier Kost weglassen.

Remouladensauce, klassisches Rezept*
für 4 Personen:
Mayonnaise, nach obigem Rezept
1 hart gekochtes Ei, gehackt
1 Essl. Cornichons, gehackt
einige Kapern
1 Teel. Petersilie, gehackt
Tomatenwürfelchen

Die verschiedenen Zutaten mit der fertigen Mayonnaise vermischen, die Tomatenwürfelchen als Garnitur verwenden.

Mayonnaise ohne tierisches Eiweiss
Siehe Rezept Seite 98.

Remouladensauce ohne tierisches Eiweiss
für 4 Personen:
Mayonnaise ohne tierisches Eiweiss (Rezept Seite 98) zubereiten und mit 1 Essl. gehackten Cornichons, einigen Kapern und gehackter Petersilie vermischen. Zum Garnieren Tomatenwürfelchen.

Vinaigrette
für 4 Personen:
2 Essl. Olivenöl
2 Essl. Arachideöl
2½ Essl. Zitronensaft
2 Essl. Wasser oder Gemüsebrühe
½ Zwiebel, gehackt
1 Ei, hart gekocht, gehackt
1–2 Cornichons, gehackt oder fein gewiegt
Petersilie oder Schnittlauch
1 Essl. Tomatenwürfelchen

Öl, Zitronensaft und Gemüsebrühe sämig schwingen, dann die weiteren Zutaten beifügen, gut vermischen.

Belegte Brötchen

Belegte Brötchen sind allgemein beliebt, als Vorspeise oder für ein sommerliches Abendessen, auch als Proviant für Wanderungen und Reisen oder als Mittagsverpflegung im Büro.
Aufstriche und Zutaten lassen sich auf immer neue Weise variieren, es stehen auch verschiedene vollwertige Brotsorten zur Verfügung, teilweise bereits vorgeschnitten. Salzloses Toastbrot sollte mindestens 1 Tag alt sein, bevor man es in dünne Scheiben schneiden kann.
Die Rezepte sind hier für 4 Personen berechnet.

Grundaufstriche

Bei strenger Diätform die Brötchen nur mit Pflanzenmargarine bestreichen und mit Rohkost belegen.

Guacamole (Avocadomousse)
2 reife Avocados
Saft von ½ Zitrone
½ kleine Zwiebel, gehackt
2 Knoblauchzehen, durchgepresst
evtl. Meersalz** und weisser Pfeffer

Das herausgelöste Fruchtfleisch der Avocados mit dem Zitronensaft im Mixer pürieren. Zwiebel und Knoblauch daruntermischen und mit Meersalz und weissem Pfeffer abschmecken. Evtl. 1 Essl. Soja-Creme (anstelle von Crème fraîche*) unterziehen.
** Bei strenger, natriumfreier Kost weglassen.

Süsse Avocadocreme
1 reife Avocado
4 Essl. frisch gepresster Orangensaft
1 Essl. Honig
1 Messerspitze Ingwerpulver

Das herausgelöste Fruchtfleisch der Avocado zu Mus zerdrücken oder mixen und mit den anderen Zutaten vermischen. Sofort servieren.

Quarkaufstrich mit Kräutern
100 g Quark*
10 g Reform-Pflanzenmargarine
Kelpamare oder Miso
Kümmel oder Schnittlauch oder Kräuter wie Dill, Borretsch, Liebstöckel, Basilikum, Origano, Pfefferminze usw.

Quark und Pflanzenmargarine schaumig rühren, Gewürze und abwechslungsweise einzelne Kräuter oder eine Mischung davon daruntermischen.

Garnituren

Die bestrichenen Brötchen können auf folgende Arten garniert werden:
mit Karotten- oder Sellerie**-Rohkost
mit Tomaten, frischen Gurken, Radieschen, Kresse, Zwiebelringlein, Nüssen, Petersilie, Schnittlauch usw.
** Bei strenger, natriumfreier Kost weglassen.

Champignonschnitten*
2 Schnitten salzloses Toastbrot
½ Essl. Reform-Pflanzenfett
1 Tomate
1 Ei, hart gekocht
Champignonsauce

Toastbrot im Pflanzenfett goldgelb backen. Tomate in dicke Scheiben schneiden, kurz schmoren. Je 2 Tomatenscheiben auf die angerichteten Schnitten legen, darauf einige Eischeiben und das Ganze mit der Champignonsauce (siehe Rezept Seite 122) übergiessen.

Käseschnitten*
2 Vollkornbrotschnitten, salzlos
½ dl Milch
½ Essl. Reform-Pflanzenfett
1 Essl. Mehl
1 dl Milch

50 g salzlosen Käse, gerieben
½ Ei

Die Brotschnitten im Mehl wenden und auf ein gut eingefettetes Blech legen. Mit Pflanzenfett, Mehl und Milch eine Béchamelsauce (Rezept Seite 122) zubereiten. Den Käse mit der ausgekühlten Sauce vermischen und auf die Brotschnitten streichen. Im heissen Ofen etwa 10 Min. backen.

Desserts

Diese Rezepte gelten alle für 4 Personen
Desserts sollen zurückhaltend genossen werden. Zum Süssen verwendet man Honig (besonders geeignet ist der Akazienhonig) oder Ahornsirup oder Agavensaft oder Fruchtzucker oder Vollzucker (Succanat, Panela u.ä.), der sich aber wegen seines ausgeprägten Eigengeschmacks nicht für jede Süssspeise eignet. Ganz wegzulassen sind Süssspeisen mit viel Zucker, Eiern und Rahm. Aber es gibt schmackhafte Varianten! Bei Diabetes empfehlen wir, sich an unser Bircher-Benner Handbuch Nr.7: „Für Diabetiker", zu halten.

Fruchtsalat
2 Essl. Honig
1 dl Wasser
1–2 dl Traubensaft oder Süssmost
1–2 Essl. Zitronensaft
600 g Aprikosen oder Pfirsiche, Melonen, Äpfel, Birnen (weiche Sorte), rote Kirschen, entsteint, alle Beerensorten

Wasser und Honig, Traubensaft und Zitronensaft aufkochen und erkalten lassen. Früchte, je nach Jahreszeit zusammengestellt, in feine Scheiben schneiden und in den Sirup geben.

Gefüllte Melonen
2 kleine Melonen
Fruchtsalat nach obigem Rezept

Die Melonen halbieren, aushöhlen und mit dem Fruchtsalat füllen.

Fruchtgelee
3 dl Wasser oder Traubensaft
1–2 Essl. Honig
10 g Agar-Agar, pulverisiert
7 dl Fruchtsaft von Orangen oder Beeren

Agar-Agar ist eine pflanzliche Gallerte, die statt der tierischen Gelatine für Gemüse- und Fruchtköpfchen, Saucen und Puddings verwendet wird.
Wasser mit Honig und Agar-Agar gut verquirlen und auf kleiner Flamme unter stetigem Rühren erhitzen, bis sich das Agar-Agar ganz aufgelöst hat. Fruchtsaft damit vermischen und sofort in Gläser oder Dessert-Coupes anrichten. Nach Belieben mit Sesamrahm (Rezept Seite 100) garnieren.

Apfelmus
800 g Äpfel
2 dl Wasser oder Süssmost
1–2 Essl. Honig
Zimt oder Zitronenschale
1 dl Sesamrahm (Rezept Seite 100)

Äpfel von Stiel und Fliege befreien, in Stücke schneiden, zusammen mit dem Wasser oder Süssmost und dem Honig weich kochen und passieren. Zimt oder Zitronenschale (von ungespritzten Zitronen!) daruntermischen. Zum Verfeinern Sesamrahm zum Apfelmus servieren.

Apfel- oder Birnenkompott
800 g Äpfel oder Birnen
2–3 dl Wasser oder Süssmost
1 Essl. Honig
abgeriebene Zitronenschale
(von ungespritzten Zitronen)
oder etwas Zimt

Äpfel oder Birnen schälen, Kerngehäuse entfernen und in Schnitze schneiden. Die Flüssigkeit zum Kochen bringen, Honig und Zitronenschale oder Zimt beifügen und die Äpfel oder Birnen darin weich kochen.

Gefüllte Äpfel, 1. Art

800 g Äpfel
½ l Wasser oder Süssmost
1 Essl. Honig
¼ Zimtstängel
Quitten-, Himbeer- oder Johannisbeergelee
oder Rosinen und Weinbeeren mit etwas Honig

Wasser oder Süssmost mit Honig und Zimtstängel zum Kochen bringen. Äpfel schälen, halbieren, aushöhlen, portionenweise in den heissen Saft geben und langsam weich kochen. Mit dem Schaumlöffel herausheben und mit der Schnittfläche nach oben auf einer flachen Platte anrichten. Mit dem gewünschten Gelee oder mit der Rosinen-Weinbeeren-Honigmischung die Äpfel füllen.

Gefüllte Äpfel, 2. Art

4 grosse oder 8 kleine Äpfel
4 Essl. Haselnüsse, gemahlen
2 Essl. Korinthen
4 Essl. Sesamrahm (Rezept Seite 100)
1–2 Essl. Honig
abgeriebene Zitronenschale (von ungespritzter Zitrone)
10 g Butter oder Pflanzenmargarine oder Nussmus
1 Essl. Vollzucker
1–2 dl Süssmost

Haselnüsse, Korinthen, Sesamrahm, Honig und Zitronenschale vermischen, in die vorbereiteten Äpfel (Kerngehäuse entfernt, Schale eingeritzt) einfüllen und in eine Auflaufform geben. Butter, Pflanzenmargarine oder Nussmus und Zucker auf die Äpfel verteilen und Süssmost 1 cm hoch dazugiessen. 20–30 Min. im Ofen backen.

Dörrobst-Salat mit Trauben und Pinienkernen

200 g gedörrte Feigen
200 g Datteln
200 g gedörrte Äpfel
400 g weisse Trauben
Saft von 1 Zitrone
2 Essl. Honig
50 g Pinienkerne

Die Dörrfrüchte zerkleinern, die Hälfte der Trauben halbieren, die anderen auspressen. Alle Früchte in eine Schüssel geben. Den Saft der Zitrone und der Trauben mit dem Honig gut mischen, über die Früchte giessen. Vor dem Servieren kühl stellen. Die Pinienkerne trocken rösten und über den Fruchtsalat streuen.

Erdbeercoupe

500 g Erdbeeren
80 g Fruchtzucker
2 dl Rahm

Die Beeren mixen oder durch ein Haarsieb streichen. Fruchtzucker beifügen und mit dem geschlagenen Rahm sorgfältig mischen. Mit ganzen Beeren garnieren. Auf diese Weise können auch andere Früchte verwendet werden.

Früchtecoupe

250 g Früchte (Birnen, Aprikosen, Pfirsiche und Beeren)
2 dl Wasser
2 Essl. Fruchtzucker
½ Portion Vanillecreme
1 dl Rahm

Mit den Früchten, Wasser und Fruchtzucker einen Kompott kochen. Die Vanillecreme (Rezept Seite 128) über die Früchte giessen und mit dem geschlagenen Rahm garnieren.

Heitisturm (Heidelbeerbrei)

(leicht stopfend)
1 kg Heidelbeeren
80–100 g Fruchtzucker

2 dl Wasser
1 Essl. Mehl* oder Reismehl
2 Essl. Wasser
30 g Butter
20 g Brotwürfelchen

Die Heidelbeeren waschen, zusammen mit Wasser und Fruchtzucker 5–10 Min. kochen. Das Mehl mit Wasser anrühren, beifügen, aufkochen und anrichten. Die Brotwürfelchen in Butter leicht rösten und darübergeben.

Erdbeer- oder Himbeercreme
300 g Beeren
Vanillecreme*
1–2 dl Rahm oder Sesamrahm
(Rezept Seite 100)

Eine Vanillecreme nach Rezept Seite 128 zubereiten und mit den gemixten oder passierten Beeren vermischen. Rahm oder Sesamrahm darunterziehen oder separat dazu servieren.

Zitronencreme
¾ l Milch
1–2 Zitronen, ungespritzte
1 Essl. Maizena oder Pfeilwurzmehl
3 Essl. Milch
2 Essl. Honig
Rahm oder Sesamrahm
(Rezept Seite 100) nach Belieben

Die dünn abgeschälte Zitronenschale mit der Milch aufkochen, das mit etwas kalter Milch angerührte Maizena oder Pfeilwurzmehl zugeben und nochmals aufkochen, Honig dazufügen, unter ständigem Schwingen zurück in die Pfanne geben und bis vors Kochen bringen. Die erkaltete Creme absieben und einige Löffel Zitronensaft dazugeben, ebenso Sesamrahm nach Belieben.

Orangencreme
Zubereiten wie Zitronencreme
(siehe Rezept oben)

Orangencreme, kalt gerührte
1 Stück Orangenschale
(von unbehandelter Frucht)
1 dl Wasser
1 kleiner Teel. Agar-Agar, pulverisiert
2 dl Orangensaft
1 Teel. Zitronensaft
5 Essl. Fruchtzucker
1 Essl. Mandelpüree
2 dl Rahm* oder Sesamrahm
(Rezept Seite 100)

Wasser mit Orangenschale und Agar-Agar langsam erhitzen, bis das Agar-Agar gut aufgelöst ist. Orangen- und Zitronensaft damit vermengen. Eier mit Fruchtzucker schaumig rühren und mit der Früchtecreme vermischen. Den Rahm steif schlagen und sorgfältig darunterziehen, in Coupes oder Gläser anrichten und etwa 1 Std. stehen lassen.

Zitronencreme, kalt gerührte
1 Stück Zitronenschale
(von unbehandelter Frucht)
1 ½ dl Wasser
1 kleiner Teel. Agar-Agar, pulverisiert
3–4 Essl. Zitronensaft
5 Essl. Fruchtzucker
1 Essl. Mandelpüree
2 dl Rahm* oder Sesamrahm
(Rezept Seite 100)

Zubereitung wie Orangencreme.

Orangensulzköpfchen
5 dl Orangensaft
5 g Agar-Agar, pulverisiert (pflanzliche Gallerte, statt Gelatine)
1 Essl. Fruchtzucker

3 dl Orangensaft, Agar-Agar und Zucker gut verquirlen und auf kleiner Flamme unter stetigem Rühren erhitzen (nicht kochen), bis sich das Agar-Agar vollständig aufgelöst hat. Restlichen Orangensaft dazugeben und in kalt ausgespülte Förmchen anrichten. Kaltstellen.

Sesamstängelchen*
100 g Syramena-Zucker
2 Essl. Honig
100 g Sesam, nicht gemahlen

Syramena-Zucker ist ein heller Vollrohrkristallzucker und in Bioläden erhältlich. Den Zucker in einer trockenen Pfanne erhitzen und rühren, bis ein helles Karamell entstanden ist. Den flüssigen Honig dazugiessen und gut vermischen. Sesam hineingeben und nochmals gut mischen. Die Masse in eine Form oder auf ein eingeöltes Brett giessen, leicht abkühlen lassen und in Vierecke oder Rauten schneiden. Erkalten lassen.

Vanillecreme, klassische*
¾ l Milch
1 Vanillestängel
1 Essl. Maizena
3 Essl. Milch
3 Eier
40–80 g Fruchtzucker oder Honig

Milch mit Vanillestängel zum Kochen bringen. Maizena mit Milch anrühren und in die kochende Milch geben, kurz aufkochen. Die Eier und den Fruchtzucker verquirlen, etwas kochende Milch dazurühren, unter gutem Schwingen zurück in die Pfanne geben und bis vors Kochen bringen.

Vanillecreme ohne Ei
1 Vanilleschote
¼ l Wasser
40 g Weizenmehl* oder Reismehl
3 Essl. Honig
ca. 200 ml Soja- oder Mandelmilch

Die Vanilleschote mit spitzem Messer aufschneiden, das Mark herauskratzen und alles mit dem Wasser aufkochen lassen. Das Weizenmehl unter ständigem Rühren in das Vanillewasser geben und zu einem dicken Brei ausquellen lassen. Etwas abkühlen lassen, dann den Honig und die Sojamilch oder Mandelmilch gut darunterrühren. Je nach dem Quantum der Sojamilch entsteht eine Vanillecreme oder eher eine Vanillesauce. Bis zum Servieren kaltstellen.

Vanillesauce
S. Vanillecreme (Rezept oben) mit etwas mehr Soja- oder Mandelmilch zubereitet.

Apfelcreme
¼ l Milch* oder Mandelmilch
½ Vanillestängel
1 Teel. Maizena
1 Essl. Milch
1 Ei
1 Essl. Fruchtzucker
400 g Äpfel
½ dl Wasser oder Süssmost
2 Essl. Fruchtzucker
Zitronenschale abgerieben
(von ungespritzter Frucht)
1–2 dl Rahm* oder Sesamrahm
(Rezept Seite 100)

Aus Milch, Vanillestängel, Maizena, Ei und Fruchtzucker eine Vanillecreme nach obigem Rezept zubereiten. Äpfel mit Wasser oder Süssmost, Fruchtzucker und Zitronenschale zu dickem Apfelmus kochen und mit der Vanillecreme vermischen. Den Rahm steif schlagen und darunterziehen oder die Creme damit garnieren.

Mandelmilchsauce
4 dl Milch* oder Mandelmilch
50 g Mandeln oder Mandelmus
2 Essl. Honig
1 Essl. Maizena oder Pfeilwurzmehl
2 Essl. Wasser

Milch zusammen mit den geschälten, geriebenen Mandeln (oder dem Mandelmus) und dem Honig aufkochen. Maizena oder Pfeilwurzmehl im kalten Wasser anrühren und in die kochende Milch einrühren. Die fertige Sauce gut mixen.

Hagebuttensauce
70 g Hagebuttenpüree oder Hagebuttenmark (in Bioläden erhältlich)
2 dl Wasser oder Traubensaft
1–2 Essl. Honig
evtl. einige Tropfen Zitronensaft

Die Zutaten zusammen aufkochen, den Zitronensaft zuletzt beifügen.

Rotweinsauce (alkoholfrei)
2 dl Wasser
Zitronen- oder Orangenschale (von ungespritzten Früchten)
1 Zimtstängel
1 Nelke
1–2 Essl. Honig
2 dl roter Traubensaft
20 g Mandeln

Wasser, Schale, Gewürze und Honig zusammen einige Min. kochen, dann absieben. Traubensaft dazugeben und erwärmen (nicht kochen). Die geschälten, in Stifte geschnittenen Mandeln beifügen.

Rote Grütze (Kaltschale)
7 dl Johannisbeer-, Himbeer- oder Erdbeersaft
3 dl roter Traubensaft oder Wasser
70 g Griess* oder Reismehl
1 Essl. Maizena (Maismehl)

Beerensaft und Traubensaft zusammen aufkochen, Griess und Maizena einrühren und 10 Min. kochen. In ausgespülte Puddingform einfüllen und kalt stellen.
Mit Vanillesauce (Rezept Seite 128) oder Mandelmilchsauce (Rezept Seite 98) servieren.

Rote Grütze, dänische Art
1 kg Beeren (Himbeeren, Johannisbeeren, Erdbeeren oder entsteinte Kirschen oder alles gemischt)
1 l Fruchtsaft (z.B. Holunder)
2 Päckchen Agar-Agar
Honig nach Geschmack
½ Teel. Naturvanille
Sesamrahm flüssig (Rezept Seite 100)

Gesäuberte und eventuell zerkleinerte Früchte in eine Schüssel geben, mit Honig und Vanille vermischen. Fruchtsaft mit Agar-Agar nach Vorschrift erhitzen und über die Früchte giessen. Die Grütze erstarren lassen. Dazu den flüssigen Sesamrahm servieren.

Apfelküchlein*
4 Essl. Mehl
5 Essl. Wasser
2 Essl. Süssmost
1 Eiweiss
6 Äpfel (Boskop)
Reform-Pflanzenfett
Fruchtzucker und Zimt

Mehl, Wasser und Süssmost zu glattem Teig verarbeiten, zum Schluss das steif geschlagene Eiweiss darunterziehen. Die Äpfel schälen, Kerngehäuse entfernen und in 1 cm dicke Scheiben schneiden. Diese im heissen Pflanzenfett schwimmend hellbraun ausbacken. Die fertigen Küchlein in der Fruchtzucker-Zimt-Mischung wenden.

Griessköpfchen*
150 g Griess
1½ l Milch
1 Prise Salz**
2 Essl. Fruchtzucker
1 Zitronenschale, abgerieben (von ungespritzter Frucht)
1 Ei, zerklopft
40 g Mandeln, geschält, gerieben
30 g Rosinen
Himbeersirup

Mit Griess, Milch, Salz und Zitronenschale einen Griessbrei kochen, den Fruchtzucker zuletzt beifügen. Das zerklopfte Ei mit den Mandeln und Rosinen unter den Griessbrei mischen und in eine

Puddingform einfüllen. Kaltstellen. Mit Himbeersirup servieren.
** Bei strenger, natriumfreier Kost weglassen.

Reis-Zitronen-Pudding
9 dl Wasser
Saft und Schale von 1 ungespritzten Zitrone
1 Prise Meersalz**
150 g Fruchtzucker
150 g Reis
2 dl Rahm* oder Sesamrahm
(Rezept Seite 100)

Wasser und Gewürze (Zitronenschale in Würfelchen geschnitten) zum Kochen bringen. Reis dazugeben und 30 Min. kochen, erkalten lassen. Den geschlagenen Rahm daruntermischen und in eine kalt ausgespülte Puddingform einfüllen. Kaltstellen.

Gesundheitstees

Für Tees sollen möglichst die ganzen Blätter verwendet werden, da die ätherischen Öle bei feiner Zerstückelung (Sachetform) verloren gehen. Bitter- und Blähungstees ungesüsst trinken, anderen Tees kann man etwas Honig und/oder verdünnten Zitronensaft beifügen.

Bittertee
Wermut
Tausendgüldenkraut
Benediktinerkraut

Zu gleichen Teilen mischen, anbrühen und 5 Min. ziehen lassen.
Bei Appetitlosigkeit ½ Std. vor den Mahlzeiten 2–3 Essl. davon trinken (leicht galletreibend), verdauungsfördernd.
Sensible Menschen nehmen nur Tausendgüldenkraut (Zubereitung wie Kamillentee).

Wermuttee
Anbrühen und 5 Min. ziehen lassen.
Starker Bittertee, stark galletreibend, magensaftfördernd.
Schluckweise tagsüber trinken.

Blähungstee
Bei nierenkranken Menschen mit Übelkeit, Völlegefühl und Blähungen sehr wirksam
Kümmel, Fenchel, Anis zu gleichen Teilen mischen, anbrühen und 20 Min. ziehen lassen.
Bei Blähungen nach den Mahlzeiten 1 Tasse voll trinken.

Kamillentee
Nur kurz anbrühen. Wenn man ihn länger ziehen lässt, kann er Übelkeit bewirken.
Bei Leibschmerzen zum Trinken.
Wirkt reinigend und beruhigend auf den Magen und den Darm.
Für Einläufe und Spülungen.

Pfefferminztee
Nur anbrühen.
Beruhigend, galletreibend, den Dünndarm anregend.

Verveinetee (Eisenkraut)
Nur anbrühen.
Beruhigend, entschleimend, galletreibend.
In Frankreich sehr beliebter Genusstee, nachmittags und abends.

Solidagotee (Goldrute, Heidnisch Wundkraut)
1 Min. kochen, 10 Min. ziehen lassen.
Bei Wassersucht, Blasen- und Nierenentzündungen. Wassertreibend. 2–3 Tassen täglich.

Bärentraubenblättertee
1 ½ Essl. Bärentraubenblätter in 5 dl Wasser 5 Min. leise kochen. 10 Min. stehen lassen, absieben. Bei Blasenentzündungen.

Goldmelissentee
Nur anbrühen.
Sehr beruhigend, auch vor dem Schlafen zu trinken.

Orangenblütentee
2–3 Blüten 2–3 Min. kochen, etwas ziehen lassen und absieben. Mit Honig süssen.
Beruhigend. Vor dem Schlafen trinken.

Zitronenschalentee
Für 2 Tassen: 1 ungespritzte Zitrone, möglichst in Demeterqualität, dünn schälen. Mit kochendem Wasser überbrühen und 5 Min. ziehen lassen, dann absieben. Vor dem Einschlafen mit etwas Honig trinken.

Lavendeltee
1 Teel. Lavendelblüten anbrühen, etwas stehen lassen.
Beruhigend, harmonisierend, entzündungshemmend, bei Schlaflosigkeit.

Hagebuttentee
Aus ganzen Hagebutten: 2–3 Essl. Hagebuttenkörner und -schalen in 1½ l Wasser 12 Std. einweichen, dann ½–¾ Std. leise kochen, absieben. Den Rest der gekochten Hagebutten kann man am folgenden Tag nochmals mit den frischen Hagebutten aufkochen. Leicht galletreibend und wassertreibend, erfrischend, anregend. Oder mit einem Beutelchen angiessen.

Heidelbeertee
Stopfend, beruhigend.
1 Esslöffel getrocknete Heidelbeeren 12 Std. einweichen und 5 Min. kochen. Absieben.

Salbeitee
Entzündungshemmend, die Schleimhäute pflegend.
1 Essl. Salbei
1 Tasse Wasser
Mit kochendem Wasser übergiessen und einige Min. ziehen lassen. Dann den Tee abgiessen und möglichst warm trinken.

Rezeptverzeichnis

Literaturnachweis

1 Fahlke C.H. et al.: Taschenatlas Physiologie. Elsevier, München 2008

2 Mammen M. et al.: Oral-lung microbiome interactions in lung diseases. Review Periodontol 2000, 2020 Jun; 83 (1): 234–241

3 Macagno F. et al.: New treatment directions for IPF: current status of ongoing and upcoming clinical trials. Expert Rev Respir Med 2017 Jul; 11 (7): 533–548

4 O'Dwier M. et al: Lung Microbiota Contribute to Pulmonary Inflammation and Disease Progression in Pulmonary Fibrosis. Am J Respir Crit Care Med 2019 May 1; 199 (9): 1127–1138

5 Moll I.: Duale Reihe – Dermatologie. 2005, S. 166

6 Medical Observer: Heuschnupfen: Im Erwachsenenalter spielen Kreuzallergien eine grosse Rolle. In: Medical Observer. (medicalobserver.com)

7 Probst R.: Hals-Nasen-Ohren-Heilkunde. Thieme Verlag, 2008, S. 49

8 Stingl W.: Influenza-Viren mit Phytotherapie bekämpfen. Deutsche Ärzte Zeitung, 16. Dezember 2010

9 Conrad A. et al.: In-vitro-Untersuchungen zur antibakteriellen Wirksamkeit einer Kombination aus Kapuzinerkresse (tropaeoli majoris Herba) und Meerrettichwurzel (Armoraciae rusticanae radix). Drug Res, 56/12, 2006, S. 842–849

10 Dufour V. et al.: The antibacterial properties of isothiocyanates. Microbiology, 161, 2015, S. 229–243

11 Borges A. et al.: Antibacterial activity and mode of action of selected glucosinolates hydrolysis products against bacterial pathogens. J Food Sci Technol, 52 (8), 2015, S. 4737–4748

12 Marzocco A. et al.: Anti-inflammatory activity of horseradisch (Armoracia rusticana) root extracts in LPS-stimulated macrophages. Food Func., 6 (12), 2015, S. 3778–3788

13 Tran H. et al.: Nasturtium (Indian cress, Tropaeolum majus nanum) dually blocks the COX an LOX pathway in primary human immune cells. Phytomedicine, 23, 2016, S. 611–620

14 Lee M.L. et al.: Benzyl isothiocyanate exhibits anti-inflammatory effects in murine macrophages and in mouse skin. J Mol Med, 87, 2009, S. 1251–1261

15 Ganz H.: Hals-Nasen-Ohren-Heilkunde. 2. Auflage, de Gruyter, Berlin 1996, ISBN 3-11-014742-4

16 Altenburg J.: Effect of Azithromycin Maintenance Treatment on Infectious Exacerbations among Patients with Non-Cystic Fibrosis Bronchiectasis. JAMA. 309, 2013, S. 1251

17 Serisier D.J.: Effect of Long-term, Low-Dose Erythromycin on Pulmonary Exacerbations Among Patients With Non-Cystic Fibrosis Bronchiectasis. JAMA. 309, 2013, S. 1260

18 Höffken G.: Schwere, ambulant erworbene Pneumonie. Intensivmedizin. Band 46, 2009, S. 474–479

19 Schlosser B.M. et al.: Ambulant erworbene Pneumonie. Pneumologe. Band 2, 2005, S. 28–33

20 Institut für Qualität und Patientensicherheit: Ambulant erworbene Pneumonie. Memento vom 13. Januar 2014 in Internet Archive, abgerufen am 13. Oktober 2011

21 Revised Global Burden of Disease (GBD) 2002 estimates: Incidence. (MS Excel; 167 kB) WHO, 2004, abgerufen am 5. März 2013

22 Höffken G. et al.: Epidemiologie, Diagnostik, antimikrobielle Therapie und Management von erwachsenen Patienten mit ambulant erworbenen unteren Atemwegsinfektionen sowie ambulant erworbener Pneumonie – Update 2009. S3-Leitlinie der Paul-Ehrlich-Gesellschaft für Chemotherapie, der Deutschen Gesellschaft für Pneumologie und Beatmungsmedizin, der Deutschen Gesellschaft für Infektiologie und vom Kompetenznetzwerk CAPNETZ. In: Pneumologie. Band 63, Nummer 10, Oktober 2009, S. e1–68

23 Pletz M.W. et al.: Epidemiologie und Erreger bei ambulant erworbener Pneumonie (CAP). Deutsche Medizinische Wochenschrift (1946). Band 136, Nummer 15, April 2011, S. 775–780

24 Fast eine Million Kinder sterben jährlich an Lun-

genentzündung. Spiegel Online. 11. November 2017, abgerufen am 13. November 2017
25 Ewig S. et al.: New perspectives on community-acquired pneumonia in 388406 patients. Results from a nationwide mandatory performance measurement programme in healthcare quality. Thorax. 2009 Dec; 64 (12), S. 1062–1069
26 WHO: Global tuberculosis report 2016. (PDF) WHO, S. 1, abgerufen am 11. Juni 2017
27 Braun J.: Die Tuberkulose gilt als AIDS-definierende Erkrankung 2016, S. 462
28 Mandavilli A.: Tuberculosis, Like Covid, Spreads by Breathing, Scientists Report. The New York Times. 19. Oktober 2021 (nytimes.com [abgerufen am 20. Oktober 2021])
29 WHO: Fact sheet Tuberculosis. Oktober 2019; abgerufen am 31. Dezember 2019
30 Bordignon V. et al.: High prevalence of latent tuberculosis infection in autoimmune disorders such as psoriasis and in chronic respiratory diseases, including lung cancer. Journal of biological regulators and homeostatic agents. Band 25, Nr. 2, Apr–Jun 2011, S. 213–220
31 Robert Koch Institut: Bericht zur Epidemiologie der Tuberkulose in Deutschland für 2016. (PDF) 2018, S. 112, abgerufen am 26. März 2018
32 Koul A. et al.: The challenge of new drug discovery for tuberculosis. Nature. Band 469, Nr. 7331, 2011, S. 483–490
33 Deutsche Gesellschaft für Pädiatrische Infektiologie e. V. (DGPI) (Hrsg.): Handbuch Infektionen bei Kindern und Jugendlichen. 4. Auflage. Futuramed, München 2003, ISBN 3-923599-90-0
34 Wurm K. et al.: *Infektionskrankheiten*. 1961, S. 131
35 Magdorf K.: *Tuberkulose im Kindesalter. Pathogenese, Prävention, Klinik und Therapie*. Kinderheilkunde Nr. 154, Springer, Berlin 2006, S. 124–132
36 Singh D. D. et al.: *TB or not TB? Difficulties in the diagnosis of tuberculosis in HIV-negative immigrants to Germany*. European journal of medical research. Band 16, Nr. 9, Sept. 2011, S. 381–384
37 Matthew P. et al: *An interferon-inducible neutrophil-driven blood transcriptional signature in human tuberculosis*. Nature. Vol. 466, 19. August 2010, S. 973–977
38 van Ingen J. et al.: *Why Do We Use 600 mg of Rifampicin in Tuberculosis Treatment?*: Clinical infectious diseases: an official publication of the Infectious Diseases Society of America. Band 52, Nr. 9, Mai 2011, S. e194–e199
39 Tasneen R. et al.: *Sterilizing activity of novel TMC207- and PA-824-containing regimens in a murine model of tuberculosis*. Antimicrobial Agents and Chemotherapy. Band 55, Nr. 12, Dez. 2011, S. 5485–5492
40 Robert Koch Institut: *Tuberkulose Merkblatt für Ärzte*. (Memento vom 29. September 2007 im Internet Archive)
41 Heinzl S.: *Antibiotikatherapie der Tuberkulose: Linezolid bei hochresistenten Erregern*. Dtsch Arztebl. 109 (49), 2012, S. A-2467/B-2020/C-1976
42 Williams K. et al.: *Sterilizing activities of novel combinations lacking first- and second-line drugs in a murine model of tuberculosis*. Antimicrobial agents and chemotherapy. Band 56, Nummer 6, Juni 2012, S. 3114–3120
43 Sharma S. et al.: *Phenothiazines as anti-tubercular agents: mechanistic insights and clinical implications*. Expert opinion on investigational drugs. Band 20, Nummer 12, Dezember 2011, S. 1665–1676
44 Magdorf K. et al.: *Tuberkulose*. Leitlinien Pädiatrie. München 2006, ISBN 3-437-22060-8
45 Vastag E. et al.: *Book cover: Leistungsbegrenzung von Seiten der Lunge pp 259–265Cite as Bronchoconstriction Reflex in Bronchial Asthma*. Springer Supplement Pneumologie Band 5, 1976
46 Sears M. R.: *Trends in the prevalence of asthma*. Chest 2014; 145: 219–225
47 Langen U. et al.: *Arzneimitteltherapie des Asthma bronchiale*. Bundesgesundheitsblatt 49, 903–910
48 Schreiber J. et al.: *Rolle von Substanz P in der Regulation der Bronchomotorik und der Pathogenese der bronchialen Hyperreagibiltät*. Z. Erkrank. Atm. Org. 172, S. 90–98
49 Dweik et al.: *An official ATS clinical practice guideline: interpretation of exhaled nitric oxide levels (FENO) for clinical applications*. American Journal of Respiratory and Critical Care Medicine. Band 184, Nr. 5. Am J Respir Crit Care Med 2011; 184: 602–15, 2011
50 Morten M. et al.: *Managing Asthma in Pregnancy (MAP) trial: FENO levels and childhood asthma*. The Journal of Allergy and Clinical Immunology. Band 142, Nr. 6, Dezember 2018, ISSN 1097-6825, S. 1765–1772.e4
51 Deutsche nationale Versorgungsleitlinie (NVL)

Asthma, 3. Auflage 2018 Archivierte Kopie (Memento des Originals vom 17. Juni 2019 im Internet Archive)

52 Papiris S. et al.: *Clinical review: severe asthma.* Critical care. Band 6, Nummer 1, Februar 2002, S. 30–44

53 Ziegenfuss T.: *Notfallmedizin.* 5. Auflage. S. 330

54 Herold G.: *Innere Medizin.* 2005, S. 301

55 Douwes J. et al.: *Farm exposure in utero may protect against asthma, hay fever and eczema.* The European respiratory journal. Band 32, Nummer 3, September 2008, S. 603–611

56 Jarti T. et al.: *Role of viruses in asthma.* Review Semin Immunopathol 2020 Feb; 42 (1): 61–74

57 Zock J.P. et al.: *The use of household cleaning sprays and adult asthma: an international longitudinal study.* American journal of respiratory and critical care medicine. Band 176, Nummer 8, Oktober 2007, S. 735–741

58 Rehan V.K. et al.: *Perinatal nicotine exposure induces asthma in second generation offspring.* BMC Medicine. Band 10, 2012, S. 129

59 Miller, L.L. et al.: *Do Grandmaternal Smoking Patterns Influence the Etiology of Childhood Asthma?* Chest. Band 145, 2014, S. 1213

60 Viegi G. et al.: *Global Burden of Chronic Respiratory Diseases.* Review J Aerosol Med Pulm Drug Deliv 2020 Aug; 33 (4): 171–177

61 Heinrich J.: *Influence of indoor factors in dwellings on the development of childhood asthma.* Review Int J Hyg Environ Health. 2011 Jan; 214 (1): 1–25

62 Crater S.E. et al.: *Searching for the cause of the increase in asthma.* Curr Opin Pediatr 1998 Dec; 10 (6): 594–9

63 Schreiber J. et al.: *Die Rolle von Substanz P in der Regulation der Bronchomotorik und der Pathogenese der bronchialen Hyperreagibiltät.* Z. Erkrank. Atm. Org. 172, S. 90–98 (1989)

64 Johnson J.B. et al.: *Alternate day calorie restriction improves clinical findings and reduces markers of oxidative stress and inflammation in overweight adults with moderate asthma.* Free radical biology & medicine. Band 42, Nummer 5, März 2007, S. 665–674

65 Beeh K.M. et al.: *The novel TLR-9 agonist QbG10 shows clinical efficacy in persistent allergic asthma.* Journal of Allergy and Clinical Immunology. Band 131, Nummer 3, März 2013, S. 866–874

66 Trompette A. et al.: *Gut microbiota metabolism of dietary fiber influences allergic airway disease and hematopoiesis.* Nature medicine. Band 20, Nummer 2, Februar 2014, S. 159–166

67 Alvarith J. et al.: *The role of nutrition in asthma prevention and treatment.* Review Nutr Rev 2020 Nov 1; 78 (11): 928–938

68 Hong-Long W.: *Establishment of an ovalbumin-induced bronchial asthma model in mice with intrauterine growth retardation.* Zhongguo Dang Dai Er Ke Za Zhi 2019 Dec; 21 (12): 1223–1228

69 André D.M. et al.: *High-fat diet-induced obesity impairs insulin signaling in lungs of allergen – Rep challenged mice: Improvement by resveratrol.* Sci 2017 Dec 11; 7 (1): 17296. doi: 10.1038/s41598-017-17558-w

70 Sanchez-Solis M. et al.: *Nutrition, Obesity and Asthma Inception in Children. The Role of Lung Function.* Review Nutrients. 2021 Oct 28; 13 (11): 3837. doi: 10.3390/nu13113837

71 Calcaterra V. et al.: *Pediatric Obesity-Related Asthma: The Role of Nutrition and Nutrients in Prevention and Treatment.* Review Nutrients. 2021 Oct 21; 13 (11): 3708. doi: 10.3390/nu13113708

72 Demissie K. et al.: *Usual dietary salt intake and asthma in children: a case-control study. Comparative Study* Thorax 1996 Jan; 51 (1): 59–63

73 Poongadan N.M. et al.: Dietary pattern and asthma in India. Pneumonol Alergol Pol 2016; 84 (3): 160–7

74 Grieger J.A. et al.: *Asthma control in pregnancy is associated with pre-conception dietary patterns* Public Health Nutr 2016 Feb; 19 (2): 332–8

75 Baiz N. et al.: *Maternal diet before and during pregnancy and risk of asthma and allergic rhinitis in children.* Allergy Asthma Clin Immunol. 2019 Jun 22; 15: 40

76 Lindahl O. et al.: *Vegan regimen with reduced medication in the treatment of bronchial asthma.* Comparative Study J Asthma 1985; 22 (1): 45–55

77 Antonogeorgos G. et al.: Parental Education and the Association between Fruit and Vegetable Consumption and Asthma in Adolescents: The Greek Global Asthma Network (GAN) Study. Children (Basel) 2021 Apr 16; 8 (4): 304

78 Likura M. et al.: Effect of lifestyle on asthma control in Japanese patients: importance of periodical exercise and raw vegetable diet. PLoS One. 2013 Jul 9; 8 (7): e68290

79 Zhu S. et al.: *Antiasthmatic activity of quercetin glycosides in neonatal asthmatic rats.* 3 Biotech.

Published online 2019 Apr 26. doi: 10.1007/s13205-019-1618-7 PMCID: PMC6485267 PMID: 31065489
80 WHO: *The top 10 causes of death.* Fact sheet 9. September 2020
81 Schirnhofer L. et al.: *COPD prevalence in Salzburg, Austria: results from the Burden of Obstructive Lung Disease (BOLD) Study.* Chest. Band 131, Nummer 1, Januar 2007, S. 29–36
82 Renz-Polster H. et al.: *Basislehrbuch Innere Medizin mit Student Consult-Zugang: kompakt-greifbar-verständlich.* 4. Auflage. Urban & Fischer Verlag, Elsevier, 2008, ISBN 978-3-437-41053-6, S. 461
83 Andreas S, et al.: *Neurohumoral activation as a link to systemic manifestations of chronic lung disease.* Chest. Band 128, Nummer 5, November 2005, S. 3618–3624
84 Nickol A.H. et al.: *A cross-sectional study of the prevalence and associations of iron deficiency in a cohort of patients with chronic obstructive pulmonary disease.* BMJ Open. 5, 2015, S. e007911
85 Memento vom 11. Mai 2012 im Internet Archive: *Biokraftstoff und Feinstaub wichtiger als Tabakrauch? Neue Risikofaktoren für Bronchien.* PDF; 2,7 MB Medical Tribune. Nr. 42, 16. Oktober 2009, Pneumologie-Special, S. 21 f.
86 Biedermann A. et al.: *Alpha-1-Antitrypsin-Mangel – eine versteckte Ursache der COPD: Überblick über Pathogenese, Diagnostik, Klinik und Therapie.* Deutsches Ärzteblatt. Band 103, Ausgabe 26, vom 30. Juni 2006, S. A-1828/B-1569/C-1518
87 Varraso R. et al.: *Prospective study of cured meats consumption and risk of chronic obstructive pulmonary disease in men.* American journal of epidemiology. Band 166, Nummer 12, Dezember 2007, S. 1438–1445
88 Keog E. et al.: *Managing malnutrition in COPD: A review.* Respir Med 2021 Jan; 176: 106248
89 Itoh M. et al.: *Undernutrition in patients with COPD and its treatment.* Review Nutrients 2013 Apr 18; 5 (4): 1316–35
90 Kuznar-Kaminzka B. et al.: *Analysis of nutritional status disorders in patients with chronic obstructive pulmonary disease. Comparative Study.* Pneumonol Alergol Pol 2008; 76 (5): 327–33
91 *Aniwidyaningsih* W. et al.: *Impact of nutritional status on body functioning in chronic obstructive pulmonary disease and how to intervene.* Review Curr Opin Clin Nutr Metab Care 2008 Jul; 11 (4): 435–42
92 Scoditti E. et al.: *Role of Diet in Chronic Obstructive Pulmonary Disease Prevention and Treatment.* Review Nutrients 2019 Jun 16; 11 (6): 1357
93 Schols A.M. et al.: *Nutritional assessment and therapy in COPD: a European Respiratory Society statement.* Eur Respir J 2014 Dec; 44 (6): 1504–20
94 Espirito Santo C. et al.: *Gut Microbiota, in the Halfway between Nutrition and Lung Function.* Review Nutrients 2021 May 19; 13 (5): 1716
95 Qu L. et al.: *COPD and Gut-Lung Axis: How Microbiota and Host Inflammasome Influence COPD and Related Therapeutics.* Review Front Microbiol 2022 Apr 1; 13: 868086
96 Varraso R. et al.: *Healthful and Unhealthful Plant-Based Diets and Chronic Obstructive Pulmonary Disease in U.S. Adults: Prospective Study.* Nutrients 2023 Feb 2; 15 (3): 765
97 Boing H. et al.: *Critical review: vegetables and fruit in the prevention of chronic diseases.* Review Eur J Nutr 2012 Sep; 51 (6): 637–63
98 Nizikowski J. et al.: *Selected bioactive compounds in food of plant origin as natural immunomodulators in asthma and chronic obstructive pulmonary disease.* Acta Sci Pol Technol Aliment 2021 Oct–Dec; 20 (4): 383–397
99 Santa K: *Grape Phytochemicals and Vitamin D in the Alleviation of Lung Disorders.* Review Endocr Metab Immune Disord Drug Targets 2022; 22 (13): 1276–1292
100 Rakic J.M. et al.: *Role of lycopene in smoke-promoted chronic obstructive pulmonary disease and lung carcinogenesis.* Review Arch Biochem Biophys 2020 Aug 15; 689: 108439
101 Cherneva R.V. et al.: *Epigenetic Targets for Therapeutic Approaches in COPD and Asthma. Nutrigenomics – Possible or Illusive.* Review Folia Med (Plovdiv) 2019 Sep 30; 61 (3): 358–369
102 Monuchkumar J. et al.: *Untapping the protective role of carotenoids against respiratory diseases.* Review Phytomedicine 2022 Sep; 104: 154286. doi: 10.1016/j.phymed.2022.154286. Epub 2022 Jun 25
103 Rajasekaran S. et al.: *Therapeutic potential of plant-derived tannins in non-malignant respiratory diseases.* Review J Nutr Biochem 2021 Aug; 94: 108632. doi: 10.1016/j.jnutbio.2021.108632. Epub 2021 Mar 29
104 Jeczfinska J. et al.: The Anti-inflammatory Potential of Selected Plant-derived Compounds in Respiratory Diseases. Review Curr Pharm Des 2020;

26 (24): 2876–2884. doi: 10.2174/13816128266620 0406093257

105 Li B.S. et al.: *Apigenin Alleviates Oxidative Stress-Induced Cellular Senescence via Modulation of the SIRT1-NAD* [Formula: see text]-CD38 Axis. Am J Chin Med 2021; 49 (5): 1235–1250

106 Venkatesan N. et al.: *Protection from acute and chronic lung diseases by curcumin*. Review Adv Exp Med Biol 2007; 595: 379–405

107 Khawaja S. et al.: *Obesity related lung complications and a possible phytochemical therapeutic solution*. Pak Med Assoc 2020 Sep; 70 (9): 1616–1619

108 Li J. et al.: *Pharmacologic effects approach of essential oils and their components on respiratory diseases*. Review J Ethnopharmacol 2023 Mar 25; 304: 115962. doi: 10.1016/j.jep.2022.115962. Epub 2022 Dec 15

109 Jany B. et al.: *Pleuraerguss des Erwachsenen – Ursachen, Diagnostik und Therapie*. Deutsches Ärzteblatt Band 116, Nr. 21, (Mai) 2019, S. 377–38

110 Eddahibi S. et al.: *Pathobiology of pulmonary arterial hypertension*. Eur Respir J. 20 (6), Dezember 2002, S. 1559–1572

111 Cancer Facts & Figures 2012. (Memento vom 12. September 2012 im Internet Archive) (PDF; 1,8 MB) American Cancer Society, Atlanta 2012, S. 15

112 National Cancer Institute: *Tobacco Facts*. abgerufen am 9. September 2012

113 Schröder A.: *Radon ist zweithäufigste Ursache für Lungenkrebs*. Bundesamt für Strahlenschutz, Pressemitteilung vom 1. Februar 2005 beim Informationsdienst Wissenschaft (idw-online.de), abgerufen am 7. September 2012

114 American Cancer Society. (Memento vom 12. Juni 2006 im Internet Archive; PDF)

115 Wu N. et al.: *Detection of small pulmonary nodules using direct digital radiography and picture archiving and communication systems*. J Thorac Imaging., 21, 2006, S. 27–31

116 Robert Koch Institut: *Krebs in Deutschland*.

117 Malvezzi et al.: *European cancer mortality predictions for the year 2013*. Ann Oncol, 2013

118 Serke: *Gender-specific difference in lung cancer.* Pneumologie. 67 (5), Mai 2013, S. 270–279

119 Vineis P. et al.: *Tobacco and cancer: epidemiology and the laboratory*. Environ Health Perspect, 103, 1995, S. 156–160

120 Taylor R. et al.: *Meta-analysis of studies of passive smoking and lung cancer: effects of study type and continent*. International Journal of Epidemiology. Band 36, Nr. 5, Oktober 2007, ISSN 0300-5771, S. 1048–1059

121 Peto R. et al.: *Smoking, smoking cessation, and lung cancer in the UK since 1950: combination of national statistics with two case-control studies*. The BMJ. Band 321, 2000, S. 323–329

122 Siewert J.R.: *Chirurgie*. Ausgabe 7. Gabler Wissenschaftsverlage, 2001, ISBN 3-540-67409-8, S. 332

123 Ferlay J. et al.: *Estimates of worldwide burden of cancer in 2008*: GLOBOCAN 2008. In: International Journal of Cancer. Band 127, Nr. 12, December 2010, S. 2893–2917

124 Basters A.: *Der lange Atem des Tabaks – Zigarettenrauch kann Gene dauerhaft an- oder abschalten*. Bild der Wissenschaft. 29. August 2007

125 Bundesamt für Gesundheit, Schweiz: *Radon verursacht Lungenkrebs*. bag.admin.ch. 27. Juli 2018, abgerufen am 19. September 2019

126 Ayeni A. et al.: *Emerging Agents and New Mutations in EGFR-Mutant Lung Cancer*. Clinical Cancer Research. Band 21, Nummer 17, September 2015, S. 3818–3820

127 National Lung Screening Trial Research Team: *Reduced Lung-Cancer Mortality with Low-Dose Computed Tomographic Screening*. New England Journal of Medicine. 365, 2011, S. 395–409

128 Internetarchive: *(Osimertinib) zeigt signifikante Überlegenheit gegenüber Standard-chemotherapie-bei nicht-kleinzelligem Lungenkarzinom mit EGFR T790M-Mutation*. Memento des Originals vom 1. März 2019

129 Morgan G. et al.: *The contribution of cytotoxic chemotherapy to 5-year survival in adult malignancies*. Clin Oncol (R Coll Radiol)., 2004 Dec, 16 (8), S. 549–560

130 Cassileth B.: *Gerson regimen*. Oncology (Williston Park) 2010 Feb; 24 (2): 201

131 Gerson M.: *The cure of advanced cancer by diet therapy: a summary of 30 years of clinical experimentation*. Physiol Chem Phys 1978; 10 (5): 449–64

132 EPIC-Potsdam-Studie. Memento vom 27. März 2014 im Internet Archive, abgerufen am 14. Januar 2010

133 Abgewandelt zitiert nach: *Was schützt vor Krebs und Diabetes?* MMW-Fortschr. Med. 149. Jg., Nr. 24, 2007, S. 16

134 Detopoulo P. et al.: *Cancer, Phase Angle and Sarcopenia: The Role of Diet in Connection with Lung Cancer Prognosis*. Review Lung 2022 Jun; 200 (3): 347–379

135 Ruano-Ravina A. et al.: Antioxidant vitamins and risk of lung cancer. Curr Pharm Des 2006; 12 (5): 599–613

136 Holick C.N. et al.: Dietary carotenoids, serum beta-carotene, and retinol and risk of lung cancer in the alpha-tocopherol, beta-carotene cohort study. Am J Epidemiol 2002 Sep 15; 156 (6): 536–47

137 Wei X et al.: *Diet and Risk of Incident Lung Cancer: A Large Prospective Cohort Study UK Biobank*. Am J Clin Nutr 2021 Dec 1; 114 (6): 2043–2051

138 Wang C. et al.: *The Associations of Fruit and Vegetable Intake with Lung Cancer Risk in Partcipants with Different Smoking Status: A Meta-Analysis of Prospective Cohort Studies. The Associations of Fruit and Vegetable Intake with Lung Cancer Risk in Participants with Different Smoking Status: A Meta-Analysis of Prospective Cohort Studies*. Nutrients 2019 Aug 2; 11 (8): 1791

139 Mynenei A.A. et al.: *Indices of Diet Quality and Risk of Lung Cancer in the Women's Health Initiative Observational Study*. Nutrients 2019 Aug 2; 11 (8): 1791

140 Heath A.K. et al.: *Diet-wide association study of 92 foods and nutrients and lung cancer risk in the European Prospective Investigation into Cancer and Nutrition study and the Netherlands Cohort Study*. Int J Cancer 2022 Dec 1; 151 (11): 1935–1946

141 Kasala E.R. et al.: *Benzo(a)pyrene induced lung cancer: Role of dietary phytochemicals in chemoprevention*. Review Pharmacol Rep 2015 Oct; 67 (5): 996–1009

142 Sun Y. et al.: *A Healthy Dietary Pattern Reduces Lung Cancer Risk: A Systematic Review and Meta-Analysis*. Review Nutrients 2016 Mar 4; 8 (3): 134

143 Sakai R.: *Epidemiologic survey on lung cancer with respect to cigarette smoking and plant diet*. Jpn J Cancer Res 1989 Jun; 80 (6): 513–20

144 Gao C.M. et al.: *Protective effects of raw vegetables and fruit against lung cancer among smokers and ex-smokers: a case-control study in the Tokai area of Japan*. Comparative Study Jpn J Cancer Res 1993 Jun; 84 (6): 594–600

145 Cryan J.F. et al.: *Mind-alterations microorganisms: the impact of the gut microbiota on brain and behaviour.* Nat Rev Neurosci. (2012) 13: 701–12

146 Möhle L. et al.: *Monocytes provide a link between antibiotic induced changes in gut microbiota and adult hippocampal neurogenesis.* Cell Rep.(2016) 15: 1945–46

147 Roshchina V.: *Evolutionary considerations of neurotransmitters in microbial, plant, and animal cells.* In: Lyte L. et al.: editors. Microbial Endocrinology Interkingdom Signalling in Infectious Disease and Health. New York, NX: Springer; (2010): 17–52

148 Asano Y. et al.: Critical role of gut microbiota in the production of biologically active, free catecholamines in the gut lumen of mice. Am J Physiol Gastrointest Liver Physiol. (2012) 303: G1288–95

149 Vrieze A. et al.: *Transfer of intestinal microbiota from lean donors increases insulin sensitivity in individuals with metabolic syndrome.* Gastroendocrinology (2012) 143: 913–6.e7

150 Wostman B.: *Morphology and physiology, endocrinology and biochemistry.* In: Wostman B.S. editor. Germfree and Gnotobiotic Animal Models. Boca Raton, FL: CRC Press (1996): 43–71

151 Wikoff W.R. et al.: *Metabolic analyses reveals large effects of gut microflora on mammalian blood metabolites.* Proc Natl Acad Sci USA (2009) 106: 3698–703

152 Schorr M. et al.: *The endocrine manifestations of anorexia nervosa: mechanisms and management.* Nat Rev Endocrinol (2017 13: 174–86

153 Grenham S. et al.: *Brain-gut-microbe communication in health and disease.* Front Physiol (2011) 2: 94

154 Messaoudi M. et al.: *Assessment of psychotropic-like properties of probiotiv formulation (Lactobacillus helveticus R0052 and Bifidobacterium longum R=175) in rats and human subjects.* Br J Nutr (2011) 105: 755–64

155 Petra A.I. et al.: *Spectrum of mast cell activation disorders.* Expert Rev Clin Immunol (2014) 10: 729–39

156 Jesus P. et al.: *Alteration of intestinal barrier function during activity-based anorexia in mice.* Clin Nutr Edinb Scotl (2014) 33: 1046–53

157 Kleiman S.C. et al.: *The intestinal microbiota in acute anorexia nervosa and during renourishment:*

relationship to depression, anxiety, and eating disorder psychopathology. Psychosom Med (2015) 77: 969–81

158 Million M. et al.: *Correlation between body mass index and gut concentrations of Lactobacillus reuteri, Bifidobacterium animalis, Methanobrevibacter smithii and Escherichia coli.* Int J Obes(2005) 37: 1460–66

159 Bircher-Benner M.O.: *Eine neue Ernährungslehre.* Wendepunkt Verlag Berlin, Leipzig, Zürich, 10.Auflage, 1945

160 Bircher-Benner M.O.: Grundzüge der Ernährungstherapie auf Grund der Energie-Spannung der Nahrung. Verlag Otto Salle, Berlin, 1905 und 1905

161 Kasnacev V.P.: in Jezowska-Trzebiatovska B. et al.: Photon emission from biological systems, proceedings of the first international Symposium, Wroclav, Pland Jan. 1986

162 Bischof M.: Biophotonen, das Licht in unseren Zellen. ISBN 3-86150-095-7

163 Popp F.A.: Biologie des Lichtes, Grundlagen der ultraschwachen Zellstrahlung. Verlag Paul Parey, ISBN 3-489-61734-7

164 Popp F.A.: Unsere Lebensmittel in neuer Sicht. ISBN 3-596-11459-4

165 Van Vijck R. and E. Utrecht Univeriy: *An Introduction to Human Biophoton Emission.* Forsch Komplementärmed. Klass. Naturheilkd. 1005, 12 S.77–83

166 Prigogine I. et al.: *Dialog mit der Natur.* Piper Verlag München, ISBN 3-492-11181-5

167 Pischinger A.: Das System der Grundregulation, Grundlagen für eine ganzheitsbiologische Theorie der Medizin. Huat-Verlag, Heidelberg, 1990. 8. erweiterte Auflage, ISBN 3-7760-1183-1

168 Jezowska-Trzebiatowska et al. Photon emission from biological systems, proceedings oft he first international Symposium, Wroclav, Pland Jan, in Popp. F.A.: Biologie des Lichtes, Grundlagen der ultraschwachen Zellstrahlung, Paul Parey-Verlag, ISBN 3-489 61734-7

169 Bischof M.: *Biophotonen: das Licht in unseren Zellen.* Verlag 2001, ISBN 3-86150-095-7

170 Van Vijck R. et al.: *An Introduction to Human Biophoton Emission.* Utrecht University Forsch. klass. Naturheilkunde. 1005, 12, S.77–83

171 Pischinger A.: Das System der Grundregulation, Grundlagen für eine ganzheitsbiologische Theorie der Medizin, Haug-Verlag Heidelberg, 1990, ISBN 3-7760-1183-1

172 Chang et al.: *Prospektive epidemiologische studie bei Vegetariern: Ergebnisse nach 10 Jahren Follow-up.* Deutsches Krebsforschungszentrum Heidelberg, 1991

173 Watzel B. et al.: *Bioaktive Substanzen in Lebensmitteln.* Hippokrates-Verlag, Stuttgart, ISBN 3-7773-1115-4, 1995

174 Trock et al.: *Dietary fiber, vegetables and colon cancer, critical review and meta-analysis of the epidemiologic evidence.* J. Natl Cancer Inst 82 (199): 650–61

175 Oynlola O. et al.: *Fruit and vegetable consumption and all cause cancer and CVD mortality: analysis of Health Survey for England data.* J. Epidemiol Community Health Published online first 19.4.2014 doi: 10.1136/jech-2013-203 500

Stichwortverzeichnis